Du bist fett:

Klartext beim Abnehmen

1. Grundlagen

1.1 Was ist heimlichschlank oder fett sein und bleiben

Kuchen schmeckt gut, Bier schmeckt gut, Pizza schmeckt gut. Anfangs: Die Hosen zwicken langsam. Dann sieht irgendwann man aus wie eine Presswurst und muss langsam eine Kleidungsgröße nach oben siedeln. Anfangs ist man noch genervt, dass diese dämlichen Designer die Kleidung einfach immer enger und schnittiger schneiden... schließlich kommt die Realität durch. Man muss ihr ins Auge, ins eigene Spiegelbild blicken. Zugeben:

Du bist fett.

Also wird es Zeit abzunehmen.

heimlichschlank ist das Abnehmprogramm dahinter. heimlichschlank spricht Klartext. *Du bist fett* war das entscheidende Eingeständnis gegenüber mir selbst. Zu wem soll man ehrlich sein, wenn nicht zu sich selbst? Wenn man sich zu dick fühlt, hilft nur, sich auch einzugestehen, dass man zu dick ist.

Kurzfassung: so kannst du abnehmen. Angepeilt sind 100 Gramm Abnahme pro Tag, das entspricht 1 Kilo alle 10 Tage, 3 Kilo in einem Monat.

Gibt es andere Methoden, um Gewicht zu verlieren? Ja, viele Wege führen nach Rom. Woher ich weiß, dass heimlichschlank funktioniert? Weil das der Weg ist, wie ich 20 Kilo abgenommen habe. Ich bin der lebende Beweis, das Versuchskaninchen und kann dir mit den folgenden Tipps, die Fehler ersparen, die ich gemacht habe.

Wahrheit tut oft weh. Hier bekommst du einen Blick in den Spiegel und die Wäsche, die mein Kopf immer wieder gebraucht hat. Niemand wird mit Watte angefasst, wir sind unter uns, also wird es ehrlich. Abnehmen ist wahrlich kein Zuckerschlecken. Strage muss zwecks Lerneffekt manchmal sein.

Das größte Ziel und auch der Weg zum Erfolg ist es, dir eine andere Denkweise zu vermitteln... oder eben mit Beleidigungen einzuhämmern. Ich will dir eintrichtern, dass du mit der Kombination aus besserer Ernährung und regelmäßiger Bewegung ohne Crash-Diät und ohne Hungern zu deinem Wunschgewicht kommst. Die heimlichschlank-Regeln bilden das Grundgerüst. Jeder Tag beginnt und endet mit ihnen.

1.2 Bestandteile oder die heilige Dreispeckschwartigkeit

Die Pfeiler für deine erfolgreiche Abmagerung, habe ich bei heimlichschlank in die Bereiche Ernährung, Bewegung und Motivation eingeteilt. Alle drei sind wichtig, ohne diese Komponenten läuft es nicht. Wie beim Beton auch, brauchst du hier alle Einzelteile. Statt Sand, Zement und Wasser die sich ergänzen, benutzen wir die heilige

Dreispeckschwartigkeit, damit der Gewichtsverlust auch klappt.

Da ich mit dem Prinzip Erfolg habe und leider sehr durchschnittlich bin, kann ich dir guten Gewissens sagen: Ja, wir können uns dreiteilen, du, ich, alle drei zusammen.

Ernährung

Der wichtigste Teil, dein Kraftstoff. Wir lassen das Motto "Du bist, was du isst!" wieder aufleben. Jetzt wird auf ungesunde Nascherei verzichtet, stattdessen eine gesunde Alternative gesucht. Wir essen natürliche Lebensmittel bis wir satt, aber noch nicht vollgefressen sind. Essen und Ernährung können zu einem Hobby werden, oder nur Mittel zum Zweck sein.

Bewegung

Wir haben allesamt einen Grundverbrauch an Kalorien, der ganz okay ist. Mit einer gesunden Ernährung kommt man in Sachen Energiebilanz so einfach bei Plus-Minus-Null raus. Beim dauerhaften Gewichtsverlust kommt nicht nur die zusätzliche Bewegung ins Spiel. Alltägliche Dinge, für wird nur zu faul sind, brennen unser Fett ebenso weg. Das beginnt beim Spaziergang und Tragen der Einkäufe. Jeder Griff und Gang zählt, jeden Umweg kann man gehen.

Motivation

Wer nicht motiviert ist, wird auch nicht dünn. Warum willst du abnehmen? Gesund sein für dein Kind? Mehr Selbstbewusstsein? Bessere Chancen im Job? Einem potenziellen Partner gefallen? Wenn du einen schlechten Tag hast, dein Gesicht wie ein Clown in einer Sahnetorte versenken willst, hilft dir nur deine eigene Motivation zu jonglieren, am Ball zu bleiben. Bei der Motivation zum Abnehmen ist es immer wieder der Blick zurück, sich in Erinnerung rufen: wieso, weshalb, warum? *remember, remember the 5th of november...*

1.3 Wann mit Diät anfangen oder heute, jetzt, sofort

Wann der beste Zeitpunkt ist, mit einer Diät anzufangen!? Anlässe und Auslöser gibt es genug:

...schon wieder einen Kalender aufgebraucht, der obligatorische gute Vorsatz: *Dieses Jahr werde ich schlank.*

...der Badeurlaub steht vor der Tür, mit dieser Plauze kann ich mich weder am Strand, schon gar nicht auf den Familienfotos blicken lassen: *Ich will eine passable Strandfigur.*

...die langjährige Beziehung ging in die Brüche, dieser Frauenkuh, diesem alten Bock zeig ich es: *Ich bring mich in die Form meines Lebens.*

Die Frage, wo und wann der beste Einstieg in eine Diät ist, ist leicht beantwortet. Lieber heute als morgen, besser jetzt als gleich. Morgen wünschst du dir, du hättest gestern angefangen.

Sollte man mit einer Diät anfangen, wenn man genug Zeit vor der Brust hat oder wenn ein wichtiger Termin ansteht, somit Druck von außen besteht? Da gibt es kein Entweder und auch kein Oder, da gibt es nur eine Antwort: Ja.

Anfangen ist immer der erste Schritt und der muss nun mal getan werden.

Es ist nur eine Sache von Wollen und Tun, eine Art fliegender Start. Egal wo du dich gerade befindest... *jetzt* geht es los. Da du nicht über Nacht schwabbelig geworden bist, kannst du auch nicht davon ausgehen, wie in einem Märchen schlank aufzuwachen. Das ist leider Träumerei. Abnehmen ist ein Vorhaben, das Ausdauer braucht. Es ist ein Prozess, der gestartet werden muss. Je später dies geschieht, desto später bist du dünn.

Schön an heimlichschlank ist, dass du immer mehr Fahrt aufnimmst, der Fettball kommt im Laufe der Diät immer weiter ins Rollen. Bei der Ernährung wirst du effizienter und kannst den Kalorienaufwand weiter senken. Lebendige Lebensmittel geben reichlich Kraft. Du wirst in der Bewegung leistungsfähiger. Dadurch schaffst du es an jedem neuen Tag mehr Fett zu verbrennen.

Abnehmen wolltest du schon so oft, du warst auch echt voll bereit und alles. Im Sommer wolltest du eine Kohlsuppen-Diät machen... Fehlanzeige, supermarktweit keine Kohlköpfe zu finden. Im Winter stand eine Saft-Entgiftungskur auf dem Plan... Satz mit X, discounterbreit kein Obst zu finden. In der Arbeitswoche gab es mittags immer grünen Salat, am Wochenende dann Sahne-Nudel-Salat beim Grillen. Du hast es nicht verpasst, eine Diät zu beginnen, sondern eine Diät durchzuhalten, immer knapp vorbei und komplett daneben.

Wie ein japanisches Sprichwort sagt: Der beste Tag, um einen Baum zu pflanzen war vor 20 Jahren, der zweitbeste ist heute. Im Leben kommt immer etwas dazwischen, wenn du dir einen Diätbeginn im Kalender anstreichst, kommt an dem Tag Besuch, am folgenden Tag bricht ein Rohr... wenn du den Beginn wieder und wieder hinausschiebst, musst du wieder ein Jahr warten, wieder der Urlaub gebucht sein und wieder jemand Schluss machen.

Den perfekten Zeitpunkt wirst du wohl nicht erwischen, der richtige Zeitpunkt ist *jetzt*.

1.4 Die heimlichschlank-Regeln oder so geht es

Wie alles Wichtige im Leben basiert auch dieses Programm auf ein paar Regeln. Diese sind einfach umzusetzen. Einfach, weil sie jeder auf seinem Level umsetzen kann.

Wer die Willenskraft hat, kann voll durchstarten. Spätzünder können heimlichschlank Schritt für Schritt in ihren Alltag integrieren. Entwicklung und Evolution: Es wird an jedem Tag einfacher und an jedem Tag effektiver. Mach dich nicht verrückt, gib deinem Dickschädel ein wenig Zeit, sich an die Umstellung zu gewöhnen. Fang einfach an und beseitige die negativen Punkte der Größe nach.

Kinderleicht, oder? Das liest sich doch ganz easy. Ist es auch. Manche der Regeln gelten *ab jetzt*, bei anderen ist es ein dauerhafter Prozess. Druck dir die Regeln aus, schreib sie dir hinter die Ohren oder lerne sie auswendig. Ohne Umsetzung dieser Regeln, geht es nicht.

Die Regeln

Wasser über alles: viel und oft trinken

Wasser ist der Grundstein jeden Lebens, also auch deines neuen als Spargeltarzan. Das geht dann schon morgens los: Jeder Tag wird feucht-fröhlich gestartet. Jeden Morgen gibt es nach dem Aufstehen 0,5 bis 1 Liter Wasser, über den Tag muss sich das läppern... auf 4 bis 5 Liter täglich! Gemeint ist Wasser! Vertretbar sind Kaffee und Tee (natürlich ohne Zuckerwürfel). Softdrinks aller Arten haben in deinem Körper ab sofort Hausverbot, Säfte auch. Das sind leere Kalorien, die heutzutage kein Mensch mehr braucht. Schon gar nicht jemand, der so dick ist wie du.

Eine Stunde am Stück bewegen

Wenn dein dicker Hintern dünner werden soll, muss er ein wenig wackeln. Sonst bleibt er Pudding und wird nicht knackig. 60 Minuten Bewegung ohne Pause, ohne Unterbrechung sind das absolute Minimum. Das bringt dann nicht nur ein wenig Schwung in dein Leben, es verdeutlicht auch, dass der Körper ganz schön was leisten kann. Geh jeden Tag ein Schrittchen weiter, jeden Tag ein Schrittchen schneller. Positiver Nebeneffekt: gute Stimmung.

Zähle Kalorien und lass jede Kalorien etwas zählen

Kalorien sind deine Energie und Grundwissen, das jeder Mensch beherrschen muss. Wenn du keine Ahnung hast, welche Mengen du in dich hineinstopfst, hast du ein Problem. Deine Nahrung hat Kalorien, du musst wissen, wie viele. Deinen Grundbedarf musst du überschreiten. Sammeln sich über den Tag zu viele, wirst du aber noch dicker. Zähle oder überschlage deine Kalorien. Pauschal gilt: Je gesünder das Nahrungsmittel ist, desto mehr hast du von den einzelnen Kalorien. Du hast jeden Tag nur ein schmales Budget an Kalorien, diese solltest du auch etwas zählen lassen.

Kaloriendefizit im Hinterkopf

Achte täglich auf das Verhältnis der konsumierten Kalorien zu den verbrauchten, es ist das alte Rein-Raus-Spiel. Stichwort: Defizit. Wie aktiv, anstrengend oder faul war dein Tag? Hast du heute so viel gemacht, dass du einen Nachschlag brauchst oder ist dir nur langweilig, weil du heute nichts getan hast? Dein Übergewicht kommt ganz einfach durch die überflüssigen Kalorien. Los wirst du deine überschüssigen Pfunde nur mit einem Kaloriendefizit. Also mehr Energie verbrauchen als durch das Essen reinkommt, damit deine Problemzonen angezapft werden.

Lebendige Lebensmittel essen

Wir wollen den maximalen Nutzen der verputzten Kalorien. Manche Lebensmittel sind schlicht hochwertiger, weil sie dir länger Energie geben, dich länger satt machen. Hier helfen dir die lebendigen Lebensmittel. Die Lebensmittel, die möglichst wenig bearbeitet oder verarbeitet wurden. Je näher sie ihrem Urzustand sind, also so wie sie geboren, aus der Erde gezogen wurden oder vom Baum gefallen sind, desto besser. Zusatzstoffe sind unnötig. Stell dir die einfache Frage: Würde ich eine bestimmte Zutaten isoliert essen? Einen Becher voll Geschmacksverstärker X Einen Teelöffel von Halbarkeitssäure Y? Nein? Dann kann ich mir auch dieses Fertigessen sparen, wo mir 20 solcher Zutaten untergejubelt werden.

Immer die gesündere Alternative suchen

Bei den lebendigen Lebensmitteln darf man sich ein bisschen Zeit zum Angewöhnen lassen. Es geht immer besser, immer gesünder. Dauerhafte Abnahme ist durch die gesunde Alternative gesichert. Esse jeden Tag ein Bisschen gesünder, dann fällt das Abnehmen leichter. Ersetze ständig ungesundes Essen mit einer besseren Alternative. Hier rollst du Mops das Feld von hinten auf: Die größte Sunde wird ersetzt. Und danach wieder die größte Sünde. Und danach wieder... bis du einen sauberen lebendigen Essensplan hast. So verringerst du höchstwahrscheinlich die konsumierten Kalorien stetig.

Essen bis du satt bist, nicht voll

Langsam und bewusst essen. Stoppe, wenn du weißt, dass es reicht. Nicht jeder Teller muss leer werden. Du schickst deine Essensreste nicht in dritte Welt, also kein Grund, sich vollzustopfen. Keine armen Kinder haben etwas davon, wenn du jeden Topf auslöffelst. Wenn du satt ist, reicht es erst mal.

Jede weitere Gabel bringt nur das ungeliebte Gefühl: vollgefressen.

1.5 Crash-Diäten oder immer mit der Ruhe

Ich werde Crash-Diäten über ekinen Kamm scheren, auch nicht verteufeln. Es gibt Situationen, in denen sie angebracht sind. Crash-Diäten sind in Ordnung, wenn du für einen Termin einmalig gut aussehen möchtest. Das kann ein Fotoshooting, ein Vorstellungsgespräch sein. Dein Hochzeitstag rückt näher, bei genauerer Betrachtung im Spiegel fällt dir auf, dass du, huch, ja dick bist. Die Hochzeitsfotos willst du doch später deinen Kindern und Enkelkindern zeigen. Da muss das Gesicht strahlen wie die Sonne, darf kein Mondgesicht sein.

Jetzt hilft nur eine radikale Diät, eine Crash-Diät, mit der du innerhalb kürzester Zeit viel Gewicht verlierst. Das schaffst du am einfachsten, wenn du wenig isst. Das wenige muss dann aber auch noch kalorienarm sein. Suppendiät, Kohldiät bieten sich an. Es lassen sich damit wunderbar Büchlein verkaufen und Magazine füllen, der Burner ist das nicht. Eine Crash-Diät sollte wenigstens mit lebendigen Lebensmitteln durchgezogen werden.

Nachdem die Hochzeitsfotos entwickelt sind, die Flitterwochen zu normalem Ehe-Alltag werden, erreichst du wieder mindestens dein Ausgangsgewicht. Da geht es langsam, aber stetig nach oben. Weil du durch den Verzicht wieder schlemmen willst.

Langfristig abnehmen ist mit ner Crash-Diät nicht drin. Daher: In der Ruhe liegt die Kraft.

Eine krasse Ernährungsumstellung ist nicht nur eine Herausforderung für die Willenskraft. Wer kann es sich schon erlauben, sich ein paar Monate mies zu fühlen, weil er/sie/es sich nur noch von Kohlsuppe ernährt.

Bei solchen Diäten leiden Freunde und Familie mit. Ganz zu Schweigen von anderen Verpflichtungen wie Beruf oder Schule. Man hat sprichwörtlich weniger Energie, dadurch sinkt die Leistung, Geduld und Nerven werden strapaziert.

Die drastischen Diäten sind Hollywood-Stars und Broadway-Sternchen vorbehalten, die den entsprechenden Leerlauf und die finanziellen Mittel haben, nichts anderes zu tun, als auf Diät zu sein. Unsereins muss leistungsfähig bleiben und braucht daher die Energie vernünftiger Lebensmittel.

Drei Wochen täglich mit schlechter Laune aufzuwachen... bis zum Einschlafen Miesmuschel sein, kann man niemandem, nicht mal seiner Perle, zumuten. Deine Diät sollte so sein, dass du sie in Theorie bis an dein Lebensende durchziehen kannst, ohne dabei Leistungseinbußen zu haben. Gesund, vernünftig, nachhaltig und sinnvoll.

In diesem Sinne bitte eine Schweigeminute für die Personal-Assistants von allen Hollywoodys, Stars und Sternchen auf Magerkurs. Hoffen wir, dass dieses Jahr kein persönlicher Koch von einem Kohlkopf, der bei einem Ausraster durch die Küche geschleudert wurde, erschlagen wird. Falls doch: Möge er in Frieden mit Terminplaner im Arm ruhen.

1.6 Realistische Ziele oder ein lahmer Sieger

Bereit für den ersten Dämpfer? Ich hoffe, dass du voller Tatendrang bist, deinem Doppelkinn schön brav den Kampf angesagt hast. Aber immer langsam mit den jungen Pferden... darum solltest du es mit deiner Diät nicht zu eilig haben: Es gibt gute Gründe für eine realistische Zielsetzung beim Gewichtsverlust. In der Ruhe liegt die Kraft, in der Ausdauer die Puste.

Es ist leider so, dass eine Abnahme und das dazugehörige Wunschgewicht nicht ersprintet werden, sondern der behäbigen Qual eines Marathons gleichkommen. Da sag ich dir nichts Neues, du wirst das schon bemerkt haben, oder? Obwohl du den gaaanzen Tag nichts gegessen hast und sogar mit dem Hund Gassi warst, sprengst du abends Kleidergröße 0 und der Hosenknopf fliegt dir um die Ohren.

Über Nacht wird man nur in Infomercials und Frauenzeitschriften schlank. Da kannst du hoffen und glauben, so fest du willst, da kannst du den Kopf rauchen lassen wie eine Zeichentrickfigur, dir Frischhaltefolie zehnfach um den Bauch winkeln, das wird nichts. Frust beim Abnehmen führt nur zum entnervten Aufgeben.

Das heißt, dass man sich gleich zu Beginn der Reise ins Abnehmland realistische Ziele setzen sollte, damit die Motivation auf der halben Strecke nicht flöten geht. Andere Leute können auf die Trommel hauen, wir schlagen von Beginn an ruhigere Töne an.

Jeder geht mit einem größeren Ziel an den Start. Die einen wollen ins alte Hochzeitskleid passen, die anderen die legendäre UHU-Marke (das heißt *unter hundert* für alle Hungerhaken) knacken. Andere haben ein Zielgewicht.

Mein großes Ziel war zu Beginn die 75 kg-Marke. *Wie sexy, geil, anziehend und gebildet ich dann aussehen würde.* Diese Marke habe ich nach ein paar (laaangen, wenn ich ehrlich bin) Monaten erreicht. Bei einem Startgewicht von 87 kg eine Leistung, die es zwar nicht ins Guinessbuch schafft, aber immerhin ging es stetig nach unten. Könnte ich meinen Körper wie in einem Videospiel selbst bauen, würde der aber sicher nicht so aussehen, wie ich mit 75 Kilo. Also ging es weiter. Ist ja auch kein Weltuntergang. Nach den 75 wurden dann 69 Kilo als Endziel angepeilt, wieder keine rekordverdächtige Abnahme. Aber ein Ziel, das in in Bälde erreichbar ist.

Neben dem Endziel sind auch Zwischenziele als Erfolg zu sehen. Wenn du deinen Weg in ein paar Etappen einteilst, hast du zumindest hin und wieder Grund zum feiern. Es macht einfach mehr Spaß, wenn man hin und wieder etwas schafft und sich auf die Schulter klopfen kann. Dass die Reise dann weiter geht, macht doch nichts.

Dir wird es vielleicht ähnlich gehen, dass du dein Zielgewicht nochmal nach unten korrigieren musst. Vielleicht kannst du deinen Körper aber auch von vornherein gut einschätzen. Für mich gibt es in Sachen Diätverlauf zwei wichtige Zielsetzungen. Das sind ein Endgewicht und eine Abnahme pro Monat. Das Wunschgewicht ist bei jedem anders. Das ist deine Sache. Ein paar große Zwischenziele sind empfehlenswert. Etappenziele, die man auch wirklich erreicht, sind gut fürs Ego, eine schöne Zwischenbilanz und Beweis, dass deine harte Arbeit Früchte trägt.

Wie viel Gewichtsverlust ist realistisch und empfehlenswert? Der Hintergrund: pro Kilo Lebendgewicht müssen 7000 Kalorien gespart werden. Damit lässt sich leicht rechnen.

700 Kalorien täglich, also 1 Kilo alle 10 Tage halte ich für jeden machbar. Egal, ob richtig viel runter muss oder du im Bikini oder Kleid noch mehr strahlen möchtest.

Diese 700 Kalorien entsprechen in etwa und grob geschätzt einer 100g-Tafel Schokolade bzw. einer Schüssel Chips oder einer Stunde joggen. Beides machbar. Ersteres muss man sich verkneifen, zum zweiten aufraffen. Durch diese 700 Kalorien täglich, kommst du auf eine Abnahme von 3 Kilo monatlich. Das ist womöglich erst ein kleiner Schritt auf deinem Weg zum Wunschgewicht, aber dir tun so nie die sinnbildlichen Füße vom Abnehmen weh.

Warum es Sinn macht, nicht zu übertreiben?

Das stetige Abnehmen ist nicht nur schonender für den Körper, man gibt auch Geist und Seele die Chance, sich seinem Aussehen anzupassen. Deine neuen Gewohnheiten passen sich so dem verändernden Körper an und umgekehrt. Du wachst nicht in einem neuen Körper auf. Musst dich nicht als neuer Mensch von jetzt auf gleich zurechtfinden

Du wirst nicht an dem Punkt ankommen, an dem du ausgebrannt bist, weil du von 0 auf 100 stundenlang rennst. Dich statt von 3 Tafeln Schokolade von deinem knurrenden Magen in den Schlaf wiegen lassen musst. Deine Haut hat so mehr Zeit sich zusammenzuziehen, hoffentlich bleibt dir so herunterhängende Haut erspart.

Der entspannte Trab sorgt dafür, dass du dich nicht vergaloppierst. Deiner Diät kein Bein brichst und dem Zielgewicht einen Gnadenschuss verpassen musst wie Pferden auf der Rennbahn.

Wir wollen alle in den Himmel, aber niemand will sterben. Es erfordert hartnäckige Arbeit, bis du so aussiehst, wie du aussehen willst. Eine tägliche Ersparnis von 700 Kalorien schaffst du jeden Tag. Da gibt es keine Ausreden, durch dieses realistische Ziel wirst du dann auch jeden Tag dünner.

Das mit den Kalorien ist ein einfaches Konzept: Wenn mehr reinkommt als rausgeht, wird das Plus in Problemzonen angelegt. Die Zinsen sind ein schlechtes Gewissen, das kennst du ja. Die Zinseszinsen dann diverse Krankheiten, die wir nicht brauchen. Umgekehrt werden wir die Fettpolster wieder los, indem wir mehr Kalorien verbrauchen, als durch die Nahrung reinkommen. Dann wird das nämlich das Hüftgold angezapft.

Alles, was du so über den Tag verteilt kaust und schluckst, hat Kalorien. Jeder Klacks Sahne, jede Portion Mayo und jede Praline. Alles gibt dir die Energie, die du zum Leben brauchst, daher nennen wir die Sachen ja auch Lebensmittel.

Damit du funktionierst, brauchst du eine gewisse Anzahl von Kalorien. Der Grundverbrauch an Kalorien ist dein absolutes Muss. Das ist dein Verbrauch, wenn du absolut still liegst. Du willst ja schließlich weiterhin unbeschwert atmen, wenn ich dich richtig einschätze. Davon gehen wir jetzt einfach mal aus. Daher setzen wir dem Grundverbrauch an Kalorien auch den Grundbedarf gleich.

Da du hin und wieder mal aufstehst, um zum Kühlschrank zu gehen, dir auch mal die grauen Haare kratzt, wenn du dich wunderst, warum das Nuss-Nougat-Creme-Glas schon wieder leer gelöffelt ist, kommt da noch einiges (zumindest ein wenig) an Kalorienverbrauch hinzu. Die Summe deiner Anstrengungen und Bemühungen zusätzlich zum Grundverbrauch ist dein Gesamtverbrauch.

1.7 Grundverbrauch, Gesamtverbrauch oder ein bisschen rechnen

Da niemand aus dem Stegreif weiß, wie viele Kalorien er/sie/es zu sich nehmen darf/sollte/muss, haben gute Menschen, die schlauer sind als du und ich eine Formel ausgetüftelt, durch die es möglich ist, seinen Grundverbrauch zu errechnen.

Nochmal, weil wichtig: Der Grundverbrauch ist nichts anderes als dein

Muss. Die benötigte Energie, damit deine Organe funktionieren, wie sie sollen, und du nicht noch dümmer aus der Wäsche guckst.

Dabei wird davon ausgegangen, dass du nichts tust. Quasi als Tätigkeit verführerisch im Bett liegst und auf deinen/deine/dein Liebsten/Liebste/Liebstes wartest... neckisch deine Löckchen kräuseln ist da auch nicht drin. Es herrscht Stillstand.

Es ist der Verbrauch, den beispielsweise dein Gehirn braucht, um zu funktionieren (JA! Sogar DEIN Hirn benötigt Energie. Kaum zu glauben, aber wahr), damit das Herz schlägt und du keinen Kreislaufkollaps bekommst, wenn du im Kreis läufst. Völliger Zen-Zustand.

Einen hab ich noch. Das mit dem Bedarf kannst du wie bei einem Gutschein für nen Onlineshop sehen. Wenn du den Mindestbestellwert nicht erreichst, bekommst du keinen Rabatt. Wichtig also: genug essen.

Taschenrechner raus! Jetzt wird gerechnet! Keine Sorge, die Formel ist frei von Symbolen (die man irgendwo aus der Schule kennt... aus irgendeiner Klasse, irgendwo aus dem Mathematikunterricht) und besteht aus einer Gleichung, die auch Grundschüler lösen können. Da der Matheunterricht schon ein paar Jährchen hinter uns liegt, versuchen wir das mit dem Kopfrechnen gar nicht erst. Davon kriegt man bekanntlich nur Kopfschmerzen.

Ich warne schon mal vor: Die Ergebnisse unserer Rechnung sind enttäuschend, weil erschreckend niedrig. Da der Mensch keine Maschine ist und wir alle ganz besondere und einzigartige Schneeflocken sind, arbeiten wir mit guten Schätzwerten, nicht 100% genauen Ergebnissen, zum Abnehmen reicht das aber.

Der Verbrauch wird auf eine Kalorie pro Kilo Kampfgewicht jede Stunde geschätzt, deshalb ist die Formel für den Grundverbrauch an Kalorien auch so einfach.

Grundverbrauch für Männer:
Körpergewicht in Kilo x 24

Da Frauen feinere Geschöpfe als Männer sind, liegt deren Grundverbrauch etwa 10% unter dem von Männern.

Grundverbrauch für Frauen:
Körpergewicht in Kilo x 21,6

Dieser Kalorien-Wert muss (seien wir ehrlich: darf) auf jeden Fall gegessen werden!

Den Grundverbrauch hast du schlaues Köpfchen ausgerechnet, dann geht es jetzt mit dem Gesamtverbrauch weiter. Der Gesamtverbrauch ist das Ergebnis deiner harten Arbeit, der Lohn deiner Mühen, der zusätzliche Kalorienverbrauch, den du durch deine täglichen Tätigkeiten angesammelt hast.

Voraussetzung, um den Gesamtverbrauch zu berechnen, ist der Grundverbrauch. Der errechnete Grundverbrauch wird mit deinem PAL (nein, nicht das von den Videospielen), deinem Physical Activity Level verrechnet.

Folgende, vereinfachte PAL-Faktoren werden wir benutzen. Wenn du wie ich bist, kann so ein Sonntag schon mal mit dem Faktor 1 ausfallen. Ansonsten dürfte sich im normalen Alltag nicht viel ändern, auch hier sind es gröbere Schätzungen.

PAL-Faktor 1,45: fast nur sitzen, auch zuhause eine ruhige Kugel schieben (Büromensch ohne aktive Hobbys)

PAL-Faktor 1,65: viel sitzen und zwischendurch gehen und stehen (Fernfahrer, Busfahrer, Studenten, Schüler)

PAL-Faktor 1,85: hauptsächlich stehen und gehen (Handwerker, Kellner, Verkäufer)

PAL-Faktor 2,2: anstrengende, körperlich fordernde Berufe (Bergarbeiter, Bauarbeiter, Sportler)

Zum Berechnen vom Gesamtverbrauch nimmt man folgende Formel:

Der PAL-Faktor, der deinem Lebensstil am Tag am ehesten entspricht, wird mit dem Grundverbrauch multipliziert.

„persönlicher PAL-Faktor" x Grundverbrauch = Gesamtverbrauch

Das ist das absolute Maximum deiner Kalorien, wenn du mehr isst, wirst du noch dicker. Von diesem Gesamtverbrauch ziehen wir unser angepeiltes Kaloriendefizit ab (700 Kalorien), das ist dein Kalorienbudget, das du jeden Tag füllen kannst. Das Ergebnis ist gar nicht *sooo* schlecht, oder?

Unsere tägliche Bewegung von mindestens 60 Minuten lassen wir in die Leistung nicht einfließen. Mit der Bewegung also nicht deinen Faktor beschönigen, dieser Kalorienverbrauch ist das Sicherheitsnetz, das aufgrund vieler unbewusster Fehler, die du trotz meiner sagenhaften Hilfe machen wirst, gebraucht wird.

Solltest du nur noch wenig abnehmen müssen und zwischen Grundverbrauch und Gesamtverbrauch keine 700 Kalorien liegen, kommt auch hier wieder deine tägliche Dosis Bewegung ins Spiel. Wenn du einen niedrigen Gesamtumsatz hast, muss eine anstrengendere Art der Bewegung her, damit du trotzdem ein gutes Defizit erreichst. So musst du dann aus dem Spazieren Radeln oder aus dem Radeln Joggen werden lassen. Das ist das *Schrittchen schneller und weiter* der Grundregeln.

Wenn du deinen Gesamtverbrauch jeden Tag um die angepeilten 700 Kalorien unterschreitest, liegt deine Abnahme bei dem erwähnten Kilo alle 10 Tage.

1.8 Kalorien zählen oder noch mehr rechnen

Jetzt wird es ernst, da das Kalorienzählen zu unseren Grundregeln gehört, ist es unabdingbar. Das ist ein wichtiges Kapitel, leider auch aufwändig.

Es führt kein Weg daran vorbei, dich mit den unterschiedlichen Kalorienwerten deiner Lebensmittel und Portionen vertraut zu machen. Wer ein Gewohnheitstier und Langweiler ist und so isst, hat einen klaren Vorteil: Innerhalb kürzester Zeit kennt man die Kalorienwerte seiner paar Standardsachen. Das spart Zeit und Nerven. Außerdem braucht man nichts ändern, wenn man gerade abnimmt.

Ich werde dich nicht anlügen: Kalorienzählen ist lästig. Man muss sich selbst Rechenschaft ablegen und sieht den Grund für das Übergewicht schwarz auf weiss: zu viel gegessen.

Man fühlt sich nicht nur ertappt, es macht auch Mühe. Zuhause geht es ja noch, aber unterwegs kann es schon mal nervig werden, aufzuschreiben, dass man gerade einen Apfel gegessen hat. Hilft aber nichts, wer schlank sein will, muss leiden. Du bist selbst schuld, dass du so dick bist. Stell dich nicht an!

Eine kurze Notiz ist schnell gemacht, es muss auch niemand erfahren, was du da aufschreibst. Daheim, wenn niemand schaut, abends oder in einer freien Minute ergänzt du dann die Kalorienangaben. Alles halb so wild.

Es geht viel zu leicht, hier mal etwas wegzulassen, da zu verdrängen, daher muss ein kleines Kalorien-Tagebuch geführt werden. Da heißt es Zähne zusammenbeißen, auf den Hintern setzen, der aussieht wie ein Wasserball, dem die Luft ausgeht, und Werte notieren und summieren. Ein kleiner Notizblock im Einkaufszettelformat sollte ausreichen

Es ist ohne Frage ungewohnt Buch zu führen. Aber du hast es dir selbst eingebrockt, auch hier hat man bald so viel Übung, dass es nicht nur einfach, sondern auch recht schnell von der Hand geht.

Es empfiehlt sich, die gegessen Sachen sofort zu notieren, ansonsten vergisst man morgens mal eine Erdnuss und mittags mal einen Hefezopf. Wenn du ein richtig, richtig gutes Gedächtnis (ich ziehe gerade meinen Hut) hast, kannst du es natürlich auch ohne die Hilfsmittel vom Fußvolk versuchen.

Die verschiedenen Kalorienwerte hast du schneller drauf, als du denkst. Auf unsere alten Jahre sind wir noch erstaunlich lernfähig. Du wirst überrascht sein, wie einfach eine Mahlzeit sein kann, wenn man alle Zutaten notieren muss. Viele kleine Zutaten wie Senf, Öl oder einen Schuss Sahne kann man beim Kochen einfach weglassen. Gut so, spart Kalorien und Arbeit.

Auf dem Großteil der Verpackungen stehen die benötigten Kalorienangaben. Von Naturprodukten und Sachen, die du ständig verwendest, legst du dir eine kleine Tabelle an, auch das vereinfacht den Vorgang. Quelle: Internet.

Es empfiehlt sich bei Verpackungen den „pro 100 Gramm"-Wert als Anhaltspunkt zu nehmen, und dann schauen wie viel der Gesamtmenge man in etwa verbraucht hat. Die Portionsgröße gehört leider zur Werbung. Diesen Wert will der Hersteller möglichst niedrig haben, damit niemand ein zu schlechtes Gewissen hat, um das Produkt zu kaufen. Ich habe schon Portionen gesehen, die einem halben Keks entsprochen haben. Da kann man doch nur den Kopf schütteln (ernsthaft?). Wenn du tatsächlich nur einen Keks gegessen hast (lüg mich nicht an, ernsthaft?), ist es natürlich einfacher die Portionsgröße zu verdoppeln, um die Kalorien zu errechnen.

Nun muss man anfangs sehr gut schätzen, welche Mengen man verarbeitet oder konsumiert, um zu wissen, wie viel Kalorien eine Mahlzeit oder ein Snack hat. Besser: wiegst es schnell ab. Wieder lästig, aber auch das hat man schnell drauf. Eine Küchenwaage ist notwendig. Portionen sind dir vor allem eines: zu groß. Deinem Auge zu trauen ist also gewagt, eine Küchenwaage lügt dich nicht an.

Sachen wie Nudeln oder Haferflocken muss man im Laufe der Zeit nicht jedes mal abwiegen, da eigentlich immer eine ähnliche Menge gegessen wird, reicht eine gute Schätzung nach ein paar Durchgängen. Auch Zwiebeln oder anderes Gemüse wiegt man ein paar mal ab, dann hat man mit ein wenig Routine ein gutes Gefühl für den jeweiligen Kaloriengehalt. Für kleine Schwankungen haben wir unser Sicherheitsnetz.

Wie die Kalorien über den Tag verteilt werden, ist egal. Es gibt keine Sperrzeiten und auch keine Floskeln wie „keine Kohlenhydrate nach 6", die beachtet werden müssen. Es muss nur vorausschauend gegessen werden. Wer sich morgens ein fettes Frühstück und reichhaltiges Mittagessen rein pfeift, hat dann abends nur noch für ein Betthupferl Platz.

Dein Kalorien-Tagebuch musst du jeden Tag führen. Jeden Tag muss die Summe deiner Kalorien zwischen dem Grundverbrauch und dem Gesamtverbrauch liegen. Wenn du 700 Kalorien unter dem Gesamtverbrauch liegst, hast du 100 Gramm verloren! *Huch... wo ist denn der Wurstfinger hin?*

1.9 Jeden Tag abnehmen oder nach Rom reisen

Hinter den abgedroschensten Sprüchen steckt oft auch eine gute Idee, mit der sich Fett verbrennen lässt. Das möchte ich diesmal am Beispiel der vielen Wege, die nach Rom führen, veranschaulichen. Bitte lies den Rest jetzt im nervigen Ton von deinem alten Deutschlehrer.

Das ist ein Spruch, den jeder schon gehört hat. Es ist im Bereich Abnehmen tatsächlich so... viele, viele Diäten haben den positiven Effekt vom Gewichtsverlust.

Was die können, können wir schon lange. Und sogar öfter! Heute stelle ich die Behauptung auf, dass es für dich möglich ist, jeden Tag abzunehmen, bis du beim Wunschgewicht angekommen bist. Was spricht denn dagegen? Wir zoomen dabei einfach unsere Diätentfernung (also die gesamten Kilos, die runter müssen) auf kleine Etappen. Wie bei einem mehrtägigen Ausflug wollen wir täglich eine gewisse Strecke zurücklegen, jeden Tag 100 Gramm. Das einzige, was dich davon abhält, ist der Wille. Das Prinzip ist doch echt einfach.

Klar, es ist nicht immer möglich, eine Punktlandung zu schaffen. Aber es lässt sich jeder Tag mehr oder weniger in seiner Intensität einschätzen. So können wir schon beim Frühstück kalkulieren, dass heute entweder ein extrem fauler Tag oder ein richtig anstrengender wird. Es ist nicht nötig, dass man sich den Bauch vollschlägt, wenn man aus dem Bett krabbelt, nur um sich für die nächsten Stunden auf das Sofa zu mümmeln.

Da wir mit der Kombination von Ernährung und Bewegung spielen können, ist die Abnahme jeden Tag drin. So kann an Tagen mit viel Bewegung bei der Ernährung ein Auge zugedrückt werden... oder umgekehrt.

An Erholungstagen, die du dir aber so was von verdient hast, baust du deinen Essensplan um, ersetzt die üblichen Mahlzeiten mit noch gesünderen, so dass wir ganz knapp über dem Grundumsatz landen. Wer wenig tut, verbraucht und braucht weniger Energie.

Ein Schlüssel zum Erfolg, ein schneller Weg nach Rom ist also, jeden Tag als Einzelabschnitt oder Tagesausflug zu betrachten, nicht die Diät als ganze Reise. Wie viele Kalorien, wie viel Energie brauche ich heute? Habe ich gestern spät gegessen? Dann kann ich das Frühstück durch ein morgendliches Workout ersetzen. Werde ich heute bei einem Umzug helfen oder nicht mal Staubkörner herumkommandieren?

Betrachten wir jeden Tag als eigenen Zyklus, ist es einfacher nur so viele Kalorien zu essen, wie auch benötigt werden. Willst du den Sonntag auf der Couch verbringen, brauchst du doch wirklich kein fettes Frühstück, das in einen mehrstündigen Brunch übergeht, zu einem späten Mittagessen mit Snacks mutiert, während du dein Snuggie wärmst. Diese Tage sind vielleicht schön und alles, aber wir wollen nicht unnötig lange nach Rom reisen. Sünden oder Schummeltage sind unnötig und verlängern nur die ganze Abnehmerei. Es gibt keinen Grund sich zu überfressen.

Nie vergessen, immer erinnern: Du und ich, wir nehmen gerade ab. Das ist kein Dauerzustand. Wir wollen möglichst entspannt, aber trotzdem zügig abnehmen. In einem Zug nach Rom, nicht ständig rasten. Heute neben der Stunde noch 10 Minuten extra Sport gemacht? Bravo. Du hast dir allerdings keinen Schummeltag verdient! Dein Arsch ist immer noch fett! Das Cheatmeal kannst du auch sausen lassen, schau mal deine Wampe an!

Wenn heute ein Halbmarathon ansteht, darf und sollte das Frühstück größer sein, als wenn du an deinem Schreibtisch Kugelschreiber schwingst und Tasten hämmerst. Wenn du Schaufeln schwingst und Nägel hämmerst, darf und sollte das Frühstück größer sein, als wenn du die Füße hochlegst und Doppelpass, 2. Bundesliga gefolgt von der 1. schaust.

Niemand sollte sich jemals nach dem Essen wie eine Tonne vom Tisch schieben beziehungsweise rollen, weil er zum gestrandeten Wal mutiert ist. Dann wie ein Pinguin zum nächsten Federkern zu watscheln, weil außer Mittagsschlaf nichts möglich ist. Satt essen und genießen ist nicht ein Knock-Out by Überfressen. Überfressen ist out, ausgezählt!

Mit anderen Diäten ist der Weg nach Rom vielleicht ein bisschen pittoresker und du legst mehr Pausen an Raststätten ein, aber jeden Tag abzunehmen hält die Motivation oben. Du kommst heil in Rom an.

1.10 Einkaufstipps oder du kommst hier nicht rein

Dicke sind schon ein armes Volk. Andere Suchtkrüppel müssen sich in dunkle Parks trauen, hinter Bahnhöfen nervös umherschauen, wenn sie ihren Stoff vom Dealer des Vertrauens kaufen möchten.

Unsere Drogen stehen an jedem Block, an jedem Kiosk und noch schlimmer: in jedem Supermarkt, wo wir eh hinmüssen. Da will man sich gesund ernähren und bekommt regalweise süß-salzige Leckereien vor die Nase gestellt. Wie soll man da widerstehen?

Ehrlich sein: Wir sind Junkfood-Junkies. Jeder Besuch im Supermarkt ist gefährlich, um rückfällig zu werden reicht ein Griff ins falsche Regal.

Mit ein paar Tipps und Tricks wirst du beim Einkaufen nicht rückfällig, schaffst es, den Markt mit einem gesunden Einkaufswagen zu verlassen.

Planung ist König

Schreib dir einen Zettel mit den Sachen, die du wirklich einkaufen möchtest. Organisation und Vorbereitung sind wichtig, auch beim Einkaufen. Wenn du dich nicht schon mit Nahrungsmitteln beschäftigt hast, dann such nach den Nährwerten deiner üblichen verdächtigen Go-To-Lebensmitteln. Mach dich auf einen Schock bereit. Auf den Einkaufszettel kommen nur Sachen, die es auch wert sind. Ist es ein lebendiges Lebensmittel? Macht es lange satt?

Kein Hunger, keine Gelüste

Weder beim eigentlichen Einkaufen noch beim Schreiben des Einkaufszettels solltest du Hunger oder Gelüste haben. Schreib deine Liste doch einfach nach dem Essen oder währenddessen. So ersetzt du die Vorräte, die du gerade verspeist hast, das macht auch Sinn. Wie wäre es mit einem Verdauungsspaziergang zum Supermarkt? So kaufst du sicher keine unnötigen Sünden: Die Anstrengung vom Spaziergang durch eine Handvoll Chips kaputt machen? Idiotisch.

Weniger ist mehr

Geh öfter einkaufen und dabei immer nur das Nötige. Keine Vorräte von Keksen, Fertigkuchen oder Salzstangen. Sollte überraschend

Besuch kommen, haben die Pech gehabt. Die werden auch 2 Stunden ohne Snacks überleben. Keine Tiefkühl-Pizza sollte es mal schnell gehen müssen. ALLES, was in deiner Wohnung landet, wirst DU essen, das weißt du doch.

Bei großen Wocheneinkäufen ist unsereins geneigt, sich die eine Tafel Schokolade und die andere Tüte Chips zu können. Es gibt keine Belohnungen, weil Wochenende ist, du den Wocheneinkauf erledigst und zwei Tafeln Schokolade unter den grünen Bergen im Einkaufswagen nicht auffallen. *„Der Rest vom Einkauf ist ja so gesund, da reißt es diese Sünde auch nicht raus."* Doch. Kleine, kompakte Einkäufe bedeuten, dass du keine Ausreden hast. Da fällt jeder Schund mehr ins Gewicht. Geh zu Fuß, dann wirkt der Effekt doppelt: Du bist zu faul unnötige Sachen heimzutragen und verbrauchst sogar ein paar Kalorien.

Muss das sein

Der „muss das sein"-Trick hat mir schon so machen Fehlgriff erspart. Wenn die ungesunden Sachen in den Wagen springen möchten: Nimm dein Fett in die Hand. Kneif dich in den Bauch, das Doppelkinn, die Reiterhosen. Das, was du gerade kaufen möchtest, wird die Situation nur noch verschlimmern.

Bevor der Griff nicht nur zur TK-Pizza geht, um die unnötigen Kalorien und Zusatzstoffe zu lesen, sondern um das Teil in den Wagen zu legen: eine Handvoll Schwabbel. Ist es diese Pizza wirklich wert, dass dein Arsch noch fetter und der Rettungsring noch breiter wird?

Gesunde Ernährung und Diät beginnen und enden mit dem Einkauf! Wenn aus dir die Halbfett-Variante werden soll, musst du Veränderungen beim Einkauf hinnehmen.

1.11 Verpackungen lesen oder nicht blenden lassen

Nur weil jemand Johannes heißt, garantiert das nicht, dass er ein netter Kerl ist. Aussehen und Erscheinung können täuschen... nicht nur bei Menschen.

Warnung: Fast alles, was auf einer Verpackung steht, ist Marketing. Das Kleingedruckte zählt, das sind die inneren Werte. Auf die Pflichtangaben, die Nährwertangaben und die Zutatenlisten, können wir uns verlassen. Sie sind besonders wichtig, weil wir mit lebendigen Lebensmitteln abnehmen wollen.

Marketing, Werbung, Verpackungsdesign, wie wir unseren Feind auch nennen wollen, ist gemein. Man wird nicht direkt angelogen, aber an der Wahrheit wird hier ein bisschen gezogen und da ein wenig gebogen. Produktverpackungen bieten viel Spielraum für Schlagworte und schwammige Aussagen. Es werden hinterlistige Begriffe benutzt, unter denen wir Verbraucher etwas bestimmtes verstehen. Dabei macht der Hersteller keine konkreten Angaben. Er schwindelt uns zwar nicht an, wir werden aber dennoch hinters Licht geführt.

Nehmen wir mal das Beispiel „weniger Zucker". Ein gutes Verkaufsargument, da zu viel Zucker nicht gut ist und dick macht. Diese Aussage zieht bei mir. Von wenig Zucker, bin ich so begeistert, das würde ich sogar auf eine Packung Salz drucken.

Verschiedene Menschen stellen sich unter „weniger Zucker" unterschiedliche Produkteigenschaften vor. Person A denkt, weniger Zucker heißt, dass im entsprechenden Produkt gaaanz wenig Zucker ist. Person B geht davon aus, dass in diesem Produkt weniger Zucker ist als im Produkt der Konkurrenz. Person C ist pessimistisch, sie denkt, dass einfach nur weniger Zucker in dem Produkt ist als im Zuckersilo in der Nachbarstadt.

Es wurde vom Hersteller keine genaue Angabe, die Hand und Fuß hat, gemacht, sondern nur ein Werbeslogan benutzt. „Weniger Zucker" kann alles und nichts bedeuten, daher haben nicht alle Personen A, B, C oder D wie Du Recht, sondern keine.

Wir werden jeden Tag so und so ähnlich hinters Licht geführt und dazu verleitet bestimmte Produkte zu kaufen, die vermeintlich auf unsere Bedürfnisse zugeschnitten sind. „Weniger Fett" heißt beispielsweise nicht, dass in dem Produkt nicht viel Fett enthalten ist. Es ist einfach nur weniger Fett als irgendetwas. Vielleicht weniger Fett als in einer Pausbacke, vielleicht weniger Fett als in allen anderen vergleichbaren Produkten. „Neue Rezeptur" heißt nicht, dass es jetzt besser schmeckt oder gesünder ist… wahrscheinlich werden nur noch billigere Zutaten als vorher benutzt.

Auch beim Verpackungsdesign, den Farben und Schriftarten werden Tricks benutzt, die uns beeinflussen. Grüne Verpackung mit gelber Schrift: Das Produkt ist sicher biologisch wertvoll und gesund. Altes Retro-Vintage-Design: Hier wurden natürliche Zutaten und ein Rezept von früher benutzt.

Täglich entspringen rauchenden Köpfen neue Tricks, mit denen wir abgelenkt oder geblendet werden sollen. Damit müssen wir Kunden im Supermarkt aber auch rechnen. Es gibt schließlich massig Geld im Bereich der Lebensmittel zu verdienen, da muss man als Marke einige Asse im Ärmel und auf der Packung haben.

Wir haben eigentlich nur ein effektives Gegenmittel: Zutatenliste lesen, Nährwertangaben prüfen.

Was sich so alles unter den „natürlichen Zutaten" tummelt, die vorne auf der Packung beworben wurden, ist erschreckend. Das gehört eher in einen Horrorfilm als ins echte Leben. Ich habe viele der undefinierbaren Zutaten jedenfalls noch nie in freier Wildbahn gesehen. Hier gilt also nachzuschauen, was da eigentlich in der Verpackung drin ist. Die verwendeten Zutaten sind dabei ihrer Menge nach geordnet. Wenn beispielsweise Zucker weit vorne ist, kann man von einem minderwertigen Produkt ausgehen.

Je unverständlicher die Liste der Zutaten, desto chemischer wird das Produkt sein. Nicht ideal sind die verschiedenen Säuren, die für die Haltbarkeit zufügt werden, aber allemal besser als Geschmacksstoffe aus dem Labor.

Auch die Sache mit den leichten light-Produkten ist mit Vorsicht zu genießen, dort werden im Vergleich mit den normalen Produkten oft nur minimal Kalorien eingespart und lediglich Fett durch Zucker ersetzt. Auch hier hilft ein kurzer Vergleich der beiden Produkt-Varianten.

Das Einkaufen muss misstrauisch erfolgen, also nie vergessen: Alle Artikel im Regal stehen in direkter Konkurrenz zueinander. Alle wollen von dir gekauft werden. Da sie nicht „HEY! Hier bin ich, nimm mich mit!" schreien können, wird die Verpackung mit Schlagwörtern voll gepflastert oder so gestaltet, dass du damit im optimalen Fall etwas anderes verbindest, als tatsächlich dahinter steckt. Das sind Tricks, damit du dem Produkt nicht nur kurz Aufmerksamkeit schenkst, sondern es tatsächlich kaufst.

1.12 Unterschiede von Mann & Frau oder keine Gleichberechtigung

Beim Thema Abnehmen gibt es einige Stolpersteine, denen du ausweichen musst. Dass das Leben nicht immer fair ist, haben wir schon erlebt, wir armen Tröpfe.

Ein Hoch auf Emanzipation, Dank an die Gleichberechtigung! Aber nicht verdrängen, dass Mann und Frau nicht gleichberechtigt sind, wenn der Stuhl an den Essenstisch gerückt wird.

Bitte keine bösen Briefe, meine Damen. Der tägliche männliche und weibliche Kalorienbedarf ist selbst bei gleicher Körpergröße und gleichem Gewicht nicht identisch.

Wer Abnehmen möchte, muss als Frau besonders darauf achten, nicht in eine ganz gefährliche und versteckte Kalorienfalle zu tappen. Denn schon unsere Omas wussten: iss, Bub!

Mädels ziehen da aber auch gerne mit.

Etwas, das wohl jeder im Umfeld hat, sind Paare die sich über die Jahre immer mehr angleichen. Die Hobbys passen sich an, der Kleidungsstil ähnelt sich bald, schließlich alles wird geteilt... auch beim Essen. Viele Frauen lassen sich verleiten und schaufeln genauso viel wie ihre Männer. Das Resultat sind überflüssige Pfunde, die langsam aber sicher zu Problemzonen werden.

In Restaurants gibt es zwar Kinderteller und im guten, überalterten

Deutschland mittlerweile auch Seniorenteller. Eine Aufteilung in Männerportionen und Frauenportiönchen wäre aber auch praktisch.

Dass Männer mehr vertragen ist halt so, es ist eine Gegebenheit, die Mutter Natur so entschieden hat. Da kannst du mit dem Fuß aufstampfen und die Faust schwingen, ändert nichts. Der unterschiedliche Kalorienbedarf ist doch offensichtlich. Das fängt bei der Dickköpfigkeit an, geht bei der Muskelverteilung weiter und endet beim Knochenbau. Dies fordert im Normalfall bei männlichen Körpern mehr Energie, sprich größere Portionen beim gemütlichen Abendessen! Es ist der Grund als Frau mal halblang zu machen.

Auch die äußerem Umstände, nicht nur die Eigenschaften, die uns der liebe Gott gegeben hat, führen bei Männern oft zu einem höheren Output.

Wie oft hat dein Göttergatte die Getränkekisten geschleppt, während du das Küchenpapier gewuchtet hast? Auch das geht in die persönliche Bilanz. Es ist notwendig, dass ihr beim gemeinsamen Essen nur den persönlichen Hunger stillt.

Paare: stellt euch gemeinsam vor den Spiegel. Verbraucht ihr wirklich gleich viel, um die Maschine laufen zu lassen? Wenn nicht solltet ihr darauf achten, nicht immer die gleichen Portionen zu spachteln. Selbst die Tagesabläufe sind nicht immer gleich. Hier mal wieder eines meiner geliebten Beispiele:

Bauarbeiter schippt 6 Stunden Zement, Servicemitarbeiterin hat 6 Stunden Telefonkontakt mit Kunden. Wenn er vier Löffel Eintopf schippt, bleibt sie lieber bei zwei, dafür quasselt sie ein bisschen mehr. Wenn die Rollen bei euch nicht so klassisch, klischeehaft verteilt sind, gilt das ganze eben abgewandelt.

Wenn ihr gemeinsam abnehmen werden wollt, was echt cool ist (da seid ihr dem Rest von uns Eigenbrötlern drei Schritte und vier Zehen voraus), muss vielleicht nicht der Essensplan, aber die Portionsgröße auf die individuellen Bedürfnisse abgestimmt sein.

Nochmal: Teilt das Essen bitte nicht genau auf, auch wenn ihr ein Herz und eine Seele seid. Sonst brauchst Du, meine Liebe, nicht gackern, wenn er eine Figur wie eine Bohnenstange hat, während du einem Ei ähnelst. Beim Abnehmen sind wir alle Einzelkämpfer. Keiner für aller, jeder für sich, einer für niemanden (oder so ähnlich).

Nichtzuvergessen... es ist auch der Grund, nicht jeden Tag die selbe Menge zu essen: Nicht alle Tage und ihre Anstrengungen sind identisch.

Beenden wir das Thema mal ausnahmsweise mit einer Aufheiterung, für heute hast du ja genug auf den Deckel bekommen.

Wie war das nochmal mit der positiven Visualisierung? Macht man doch heutzutage so... immer etwas Positives finden.

Immerhin, liebe Ladies, spart ihr nun beim Kauf von Lebensmitteln bares Geld... aus der Gemeinschaftskasse.

1.13 NeverChangeAWinningTeam oder schlechte Veränderungen

Dieser Hinweis kommt jetzt schon, auch wenn du ganz am Anfang stehst. Wenn die Zahlen auf der Waage endlich kleiner werden, darfst du nicht übermütig werden. Es ist ein Verlust sehen. Juchu! Das ist wahrlich eine beachtliche Leistung. Du kannst stolz sein. Und was macht Mensch, wenn er etwas erreicht hat? Er senkt nicht den Kopf, beißt auf die Zähne und macht weiter so. Er belohnt sich.

Wir Mollis tun das gerne und oft mit Essen... eigentlich immer. Es wurde etwas geschafft, das wird gefeiert. Also gibt es Kuchen (oder Torte oder Bier oder Sekt oder Cocktails oder Pralinen oder Pizza). Und dann hängt man ein paar Tage in den Seilen, bis man wieder voll im Rhythmus ist. Aus andauernder Abnahme wird so eine kleine Zunahme, die den Braten nicht fett macht, aber eben auch nicht dünn. Du willst dir doch nicht wirklich die Laune durch Sünden verderben!?!

Veränderungen sind oft ein Fehler für alle Leute, die heimlichschlank werden wollen. Wir haben eine gewisse Anzahl an Kalorien, die wir einsparen müssen. Wer 10 Kilo abspecken möchte, muss 70000 Kalorien sparen.

Wer sich jetzt eine Sünde mit 700 zusätzlichen Kalorien gönnt, verlängert einfach die Diät um einen Tag. Resultat: einen Tag länger dick.

Theoretisch hat man sich eine Belohnung verdient, wer diese in Anspruch nimmt, hängt im Endeffekt nur noch einen weiteren Tag an die Diät, da die Belohnung wieder gutgemacht werden möchte. Die ganzen unnötigen Kalorien müssen irgendwann wieder in unserem Defizit sein. Du kannst es dir gerne schönreden. *„Ein Tag ist nicht die Welt, eine Sünde macht ja nichts".* Du machst dir das Leben aber nur unnötig schwer. Der alte Trott ist genau richtig, wenn es gut läuft. Du nimmst gerade ab. Heißt: Das Verhältnis von Bewegung und Ernährung ist für deinen jetzigen Körperbau ideal, also bleib bei den jetzigen Gewohnheiten.

Ich spreche aus Erfahrung. Nur weil es einige Zeit gut lief, ist man nicht automatisch eine Maschine, die die Fettverbrennung neu erfunden hat. Ich habe mir eingebildet, dass ich abnehmen kann und werde, egal was ich esse. Kirsch-Quark-Kuchen hat mich da eines Besseren belehrt. Ein paar Tage Diätprogramm wurden einfach durch unnötigen Schmaus geXt. Bitte nicht nachmachen.

Never change a winning team ist eine alte Sportweisheit, die wir 1-zu-1 übernehmen können. Ändere niemals eine Mannschaft, die gewinnt. Wenn du eine gute Kombination aus Nahrung und Bewegung gefunden hast, funk nicht mit Leckereien oder neuen Trainingsmethoden dazwischen. Die Aufstellung stimmt für den Moment. Versuch deine Siegesserie solange wie möglich am Leben zu halten. Sie wird auch ohne dein Zutun reißen. Wenn du ein gewisses Gewicht erreicht hast, müssen nämlich ein paar Auswechslungen her, dann musst du vielleicht schneller laufen oder gesünder essen. Dein Siegerteam kann aus einem Gemüse bestehen, dass irgendwann einfach aus der Saison und nicht mehr erhältlich ist, die Spieler Spargel und Kürbis müssen ausgewechselt werden. Möglicherweise hast du auch ein straffes Sportprogramm, von dem du dir einen Erholungstag gönnen musst. Das sind Faktoren, die du nicht beeinflussen kannst.

Dummheiten wie Käse statt Kürbis zu essen oder Salzstangen statt Spargelstangen sind zu vermeiden. Zeit für Experimente hast du, wenn es nicht rund läuft. Der Grund, dass du im Moment viel abnimmst ist ja simpel: deine Spielweise ist effektiv. Du hast ein gutes Kaloriendefizit. Je länger du am Ball bleibst, desto mehr wird von deinem Kalorienhaufen geschaufelt.

Früher oder später wirst du deinen Spielplan ungewollt nicht einhalten können. Augen auf das Ziel richten. Wenn es läuft, dann lass es laufen. Wenn du stetig abnimmst, braucht du nicht mal eine gesunde Alternative. Auf die Hilfe von deinem Einwechseljoker kannst du zurückgreifen, wenn die Abnahme ins Stocken gerät. Veränderung wäre in diesem Fall zwar gut, aber noch nicht nötig.

1.14 Start in einen neuen Körper oder los

Es geht los! Start frei in dein neues Leben mit deinem dünnen Ich.

Die Ablenkungen, die leckeren Snacks, die bequemen Sofas. Sie ergeben eine ungesunde Mischung, deren Resultat unser Übergewicht ist. Wir haben es im wahrsten Sinne des Wortes nicht leicht.

Jetzt packen wir es an, erklären den Pfunden nicht nur den Kampf, sondern jagen sie diesmal über die Berge als wären sie Orcs und wir hätten Elfen zur Verstärkung an der Front. Zurück in die Zukunft wie Marty McFly... endlich die Figur zu haben, die dein junges, pubertierendes *Ich* stolz machen und nicht mit hochrotem Kopf das Weite suchen würde.

Heute soll es losgehen. Als erstes solltest du dich mit den heimlichschlank-Regeln vertraut machen. Diese müssen alle in deinen Alltag eingebaut werden.

Eine radikale Umstellung zu 100% heimlichschlank werden nur die wenigsten schaffen, näher dich daher der kompletten Umstellung in einem guten Tempo. Jeden Tag gehst du einen Schritt weiter. Du bist verantwortlich! Nach maximal einer Woche, musst du alle Punkte schaffen. Nichts überstürzen! Erstmal ein Glas Wasser auf den Schreck.

Schreib in den ersten Tagen *alles* auf, was du isst. Nicht nur die Hauptmahlzeiten, sondern auch die Nascherei zwischendurch. Kontrolliere abends deine Bilanz. Sei ehrlich, auch wenn es weh tut.

War das wirklich genug, um Fett zu verlieren? Wo kann ich Bewegung einbauen und gesündere Alternativen essen?

Realistisch bleiben! Du hast dir deine Fettpolster über längere Zeit angefressen. Du kannst, wirst und solltest sie nicht in kürzester Zeit wieder loswerden. Es wird zwar nicht solange dauern abzunehmen, wie das anfressen anhielt, aber Geduld und Willenskraft sind nötig.

Was nicht tun? Überstürzen. Am ersten Tag solltest du nicht die Onlineshops leer kaufen und gleich dein eigenes Fitnessstudio einrichten. Kram lieber ein bequemes Paar aus dem Schuhschrank und geh damit spazieren.

Auch all deine ungesunden Lebensmittel wegwerfen, Kühlschrank und Vorratskammer leeren, mit Salat ersetzen, wird nur in Gelüsten mit Frustfressen enden. heimlichschlank heißt jeden Tag ein Bisschen besser. Wir starten in unsere Diät häppchenweise. Beim Einkaufen ersetzt du die Süßigkeiten durch Obst. Deine Lieblingsfertigessen werden mit gesünderen Zutaten nach gekocht... mit der Zeit gewöhnst du dich dann auch an gesunde Sachen. Ersetze beim Einkaufen heute die größten Sünden durch eine gesündere Variante. Danach geht es morgen wieder an die größte Sünde, nachdem du die erste eliminiert hast. Übermorgen geht es wieder an die größte Sünde.

Was tun? Planen und umsetzen. Divide and conquer! Was schmeckt dir? Was ist gesund? Wohin kannst du gehen statt fahren. Aufzug statt Treppe. Tee statt Saft. Stehen statt liegen. Beim Abendessen: Wir lassen Wein zu Wasser werden, auch wenn Jesus da sauer wär. Dein Alltag bietet genügend Möglichkeiten, um Kalorien zu sparen und verbrauchen.

Reservier in deinem Tagesplaner Blöcke für Bewegung. Erstmal egal, ob Sport oder Gehen, Hauptsache dein Blut gerät in Wallung und du machst es jeden, wirklich jeden verdammten Tag. Sobald du genug Übung hast, wird die Bewegung anstrengender, weil du dich immer anstrengen sollst. Macht Sinn, oder?

Du bist zwar super, aber wenn du keinen Körperbau wie Mario, sondern Luigi willst, geht es jetzt weiter. Packen wir's an wie die Leute im Paketcenter!

1.15 Dein Tag mit heimlichschlank oder jetzt wird abgenommen

Nicht jeder Tagesablauf folgt dem klassischen Rhythmus von Aufstehen-Frühstück-Arbeiten-Mittagessen-Arbeiten-Abendessen-Freizeit. Daher gibt es hier keinen typischen Plan mit den Uhrzeiten von Frühstück bis Einschlafen. Das nervt mich immer Essensplänen und Diätplanen, es ist viel zu willkürlich. Ein mächtiges Frühstück in den frühen Morgenstunden ist erforderlich, wenn man einen harten Tag vor sich hat. Wer ausschläft, braucht dieses natürlich nicht.

Du richtest dich nach den Anforderungen vom jeweiligen Tag. Nur die Anstrengungen, die an diesem Tag anfallen, müssen mit Essen/Energie/Kalorien gedeckt werden.

Nützlich ist es, wenn der Alltag vom Ablauf her gleich strukturiert ist, weil man so nicht jeden neu Tag planen muss. Wenn man einmal in einem guten Rhythmus ist, läuft die Sache. Doch auch als Schichtarbeiter, Student, Chaot oder Langschläfer funktioniert es.

Es gibt kein Gut und Böse. Wie du deinen Tag gestaltest ist deine Sache. Das Kalorien aufschreiben, nachlesen, einkaufen, kochen geschieht nebenher. Das Problem am Anfang wird der Block der Bewegung sein. Ob vor dem Arbeiten oder vor dem Fernsehen, Bewegung passt immer. Wenn du eine Stunde Freizeit hast, dann nutze sie.

Morgens vor dem Frühstück mit der Bewegung in den Tag zu starten, bringt grüne Zahlen, du startest in den neuen Tag direkt mit einem Defizit. Die Bewegung abends einzubauen hat dagegen den Vorteil, dass man auf den Tag reagieren kann. Wenn man beim Mittagessen zu gierig war, kann man bei der Bewegung auf die Tube drücken. Beides cool, oder?

Es gibt keinen richtigen oder falschen Tagesplan. Wann du deine Kalorien isst oder verbrauchst? Egalomat. Über 24 Stunden verteilt dürfen sich nur nicht zu viele ansammeln.

Wichtig am Anfang: Es muss etwas verändert werden. Ein Hintergedanke muss immer sein: Ich brauche mein Defizit, es ist jetzt anders als bisher.

Einzubauen sind an jedem Tag: Essen mit lebendigen Lebensmitteln und der gesünderen Alternative, 4 bis 5 Liter Wasser, 60 Minuten Bewegung am Stück und zusätzliche Bewegung nach Bedarf.

An diese Sachen hat man sich schnell gewöhnt. Der Mensch ist schließlich Gewohnheitstier. Wer einen anstrengenden Alltag hat, muss mehr gesunde Alternativen einbauen, wer einen Sitzjob hat, mehr Bewegung, es gibt keine allgemeingültige Formel.

Auch Feinheiten bringen viel. Statt in der Mittagspause in der Kantine den Ex im Internet zu stalken, können jetzt die Kalorien gezählt werden oder noch besser: die Beine vertreten. Studenten können sich während einer ausgefallenen Vorlesung den Kopf mit frischer Luft freimachen. Statt morgens noch schnell wegen einer Mohnschnitte und Butterbrezel zum Bäcker zu hasten, schmierst du dir deine eigene Stulle und schälst dir noch ein paar Karotten, falls Gelüste kommen. Statt Schokolade bringen dich auch gesunde Gemüse-Snacks aus dem Nachmittagstief. Kaffee kann auch schwarz getrunken werden.

Bevor du jetzt sagst, dass du das mit links schaffst, dass alles ein Klacks ist, nochmal der Hinweis: Du musst deinen Tagesablauf umstellen, es muss etwas passieren, sonst nimmst du nicht ab. Dein jetziger Lebensstil bringt es nicht. Was glaubst woher die überflüssigen Pfunde und die Scheinschwangerschaftswampe kommen? Vom heiligen Geist sicher nicht, Maria.

Über den Tag musst du alle Regeln umsetzen. Los geht es mit dem ersten Glas Wasser, es endet damit, dass du 700 Kalorien mehr verbraucht, als du gegessen hast. Also einem guten Gefühl, wenn du einschläfst... um welche Uhrzeit das auch immer ist.

Am Wochenende die Sau rauszulassen, kann für dich dazu gehören, auch das kann man aber im Rahmen der Regeln erledigen. Auch Treffen mit Freundinnen müssen nicht zum Zuckerschock ausarten, du bist kein Kind mehr.

Du kannst zwei grobe Tagespläne erstellen: Wie mach ich das an normalen Werktagen, was mach ich an freien Tagen, Feiertagen und im Urlaub? Wenn du mehr essen willst, musst du aktiver sein und dadurch deinen PAL-Faktor erhöhen.

Jeder Tag zählt für sich und ist wichtig, wenn du nicht mehr die Figur von Roseanne, aber den Fettgehalt von Terrence Hill statt Bud Spencer haben und in Bus und Bahn deinen Sitznachbarn nicht mehr zerquetschen willst.

Wenn man sich an die heimlichschlanken Grundpfeiler hält, dann schafft man es aus jeder Situation einen erfolgreichen Tagesplan zu entwerfen, der eingehalten werden kann. Schüler, Meister und Gelehrte... sogar wir können das. Jetzt wird abgenommen.

2. Ernährung

Hier friss oder kurz über die Ernährung: worum es geht? Ganz einfach alles, was mit Essen, Lebensmitteln, deren Beschaffung und Zubereitung zu tun hat. Essen kann jeder, jeder tut es.

Die Ernährung ist bei einer Diät der wichtigste Bestandteil. Es geht schnell, das Kalorienbudget durch unüberlegtes Essen zu sprengen... viel, viel zu schnell. Aber auch die Einsparungen, die durch gute Entscheidungen gemacht werden können, sind gewaltig. Am Anfang sind es die Randstücke, die man erst mal sortieren muss, bevor es richtig los geht. Das ist bei unserem Puzzle das Essen.

Nicht nur, dass der Körper mehr oder weniger aus seiner Nahrung besteht, über den Kalorieninput kannst du auch Faulenzer-Tage entschärfen oder an guten Tagen gehörig an der Waage drehen.

Bei der Ernährung muss jeder Diktator werden, jeder ist eigenverantwortlich und sein eigener Herr.

Essen und stehen lassen

2.1 Wasser oder wichtigste Zutat

Wasser ist bei Weitem das wichtigste Lebensmittel, um in Form zu kommen. Obwohl man schon von Fällen gehört hat, wo Leute durch zu viel trinken „ertrunken" sind, empfehle ich, jeden Tag kräftig zu schlucken, du Luder. Das waren unzumutbare Mengen, von solchen Schlagzeilen musst du dich nicht verrückt machen lassen. Lass fließen, Baby!

Täglich 4-5 Liter Wasser!

Klingt nach viel, ist es auch. Da wir uns aber ordentlich bewegen, also schwitzen, wird getrunken... 4 bis 5 Liter pro Tag. Hiermit ist einfaches Wasser gemeint, keine Säfte und anderweitig produzierte

Trinkschaften. Kaffee? Gerne. Tee? Auch. Damit sind jeweils die einfachen Varianten gemeint, also schwarzer Kaffee, keine Kaffee-Spezialität aus dem Coffeeshop, natürlicher Tee und keine Aroma-Bomben, die es zu Nikolaus gab.

Wasser ist eine feine Sache. Wer hätte gedacht, dass Langweiler wie Wasserstoff und Sauerstoff ein solch wohlschmeckendes und gesundes Liebeskind haben? Jeder Morgen beginnt bei heimlichschlank grundsätzlich mit einem großen Glas Wasser. Je nach Körperbau und Geschlecht empfehle ich eine Menge von 0,5 bis 1 Liter direkt nach dem Aufstehen. Je nach Körpermasse orientiert man sich an der Obergrenze oder Untergrenze. Das hat eine Reihe positiver Effekte. Als erstes wird der Wasserverlust der vorherigen Nacht ausgeglichen. Besonders schweißtreibende Alpträume von Crossfit und Bootcamps können da schon einen Saunabesuch simulieren.

Noch wichtiger: dass man seinem Körper einen Kickstart verpasst, den Kreislauf aktiviert. Bereits nach kurzer Zeit hat dein Körper gelernt. „Ah, es gibt Wasser nach dem Tiefschlaf. Der Tag beginnt jetzt also. System hochfahren!" Die morgendliche Dosis Wasser geht nicht immer runter wie Öl, manchmal würde man lieber Steine essen, als das kühle Nass zu trinken, es fühlt sich wie ein Fremdkörper an. Aber da muss Mann/Frau/Transgender eben durch. Wasser ist wichtig.

Dieses Ritual muss sich durch deinen Tagesablauf ziehen, so dass du nicht nur hydriert bist, sondern dein Körper auch immer was zu tun hat, indem er das Wasser regelmäßig durch die Zellen jagt.

Sinnlose Gelüste oder das Gefühl, dass man mal was essen könnte, bleiben dir so eher erspart. Wenn du im Leben schon genug zu schlucken hast und trinken oft vergisst, mach dir Notizen oder stell dir deine geplante Wassermenge in Flaschen, die abgearbeitet werden müssen, vor die Nase.

Das reicht nicht, du brauchst echt mehr? Weitere Gründe Pro-Wasser: Wasser hält jung, sorgt für frische Haut, Wasserkästen und Sixpacks schleppen ist gesund, kaltes Wasser verbrennt Kalorien, bekämpft Heißhunger, wirkt sättigend.

2.2 Cola, Limo, Softdrinks oder nie mehr, nie mehr

Wären wir im Fußballstadion, würde ich an dieser Stelle einen Fangesang anstimmen: *Deine Softdrinks nie mehr, nie mehr! Deine Softdrinks nie mehr, nieee meeehr!*

Zucker ist ein richtiger Schlingel. So süß, der kleine Racker. Aber er macht so süchtig, ist so ungesund. Das größte No-Go unserer Ernährung sind Softdrinks aller Sorten und Marken. Da trinkt über den Tag verteilt literweise gefärbtes Zuckerwasser mit chemischen Geschmacksstoffen ohne groß darüber nachzudenken. Einfach, weil es den Mist immer, überall gibt. Zu sehen, welche Mengen man über eine Woche oder gar einen Monat in sich schüttet, wäre erschreckend. Genau das, solltest du dir in der nächsten Zeit aber vorstellen. Die Badewanne voll Cola, die du in dich kippst.

Das Zeug ist nicht mal befriedigend, wer trinkt ein Glas Limonade und ist danach glücklich?

Es gilt: Cola, Limonade, Orangenlimonade oder Energydrinks sind von ihrer Zusammensetzung her Süßigkeiten und müssen damit zum Essen zählen.

Sie sind nicht narrenfrei, nur weil sie flüssig und nicht mit der Gabel greifbar sind. Würde man die Getränke einkochen, könnte man aus der Masse Gummitiere gießen. Nur weil der Sirup mit Wasser verdünnt wurde, hat er sich nicht verdünnisiert.

Fruchtsäfte schlagen in die gleiche Kerbe, hier wird dem Obst der beste Teil, nämlich die Faserstoffe, entzogen. Diebstahl der schlimmen Art! Zurück bleiben Zucker und ein paar Vitaminchen. Hier ist verrückt, dass man denkt, man tut seinem Körper etwas Gutes, aber nur den Blutzuckerspiegel in den Wahnsinn treibt.

Die Süße vom Zucker ist Mutter Naturs Trick, uns dummen Erdenkinder auszutricksen und dazu zu bringen, die Faserstoffe zu essen. Das ist wie Mutterns Trick, gehobeltes Gemüse unter die Soße zu mischen, um die Kinder auszutricksen, das Hasenfutter da zu essen. Wenn man das Gemüse einfach rauspult und liegen lässt, ist Muttern zurecht sauer. So sauer bin ich, wenn du weiterhin Säfte oder Softdrinks trinkst.

Du willst von Softdrinks loskommen? Sehr gut. Dann kann ich dir als erstes sagen, du *musst* von Softdrinks loskommen. Am besten schon gestern.

Nun steht ein bisschen Anschauungsunterricht auf dem Plan. Was ist dein Softdrink der Wahl? Wie hoch ist dessen Zuckergehalt? Wie viel Liter trinkst du täglich? Rechnen. Die entsprechende Menge vom Zucker abwiegen, in Wasser rühren und trinken... ja, so eklig ist das. Das musst du dir sparen.

Von Zucker runterzukommen kann schwer werden. Das Zeug macht abhängig.

Mischungen als ersten Schritt!

Hier sollte die Saftmenge oder der Softdrink-Anteil immer kleiner werden.

Von Tag zu Tag ein Schluck weniger. Von Glas zu Glas näher zu normalem Wasser. Und nein! Kein ganz kleines Glas voll Limo trinken, sondern ein normales Glas, das verdünnt wurde. Schummeln kannst du beim nächsten Spieleabend.

Wenn du ein echter Cola-Junkie bist, wird dir auch das verdünnte, abgestandene Zeug schmecken. Und wenn es dir nicht mehr schmeckt, ist es ja noch besser. Dann schütte den Mist einfach in den Abfluss.

Eine gute Alternative zu Säften und Limonade sind Brausetabletten. Sie sind zwar keine perfekte Lösung. Hier kann man wenigstens die Kalorien und den Zucker etwas im Zaum halten. Es gibt viele Sorten und Geschmacksrichtungen, wenn du besondere Bedürfnisse hast, kannst du diese auch mit den Brausetabletten stillen. Vegetarier greifen zum Eisen, wer gerne Eisen stemmt, die Muskeln spielen lässt, nimmt Magnesium.

Wenn du weiterhin regelmäßig Cola und Limo trinkst, ist es höchstwahrscheinlich, dass du immer dicker wirst. Die leeren Kalorien wirst du nicht dauerhaft verbraucht bekommen. Leere Kalorien sind es, weil du nicht merkst, dass du sie zu dir genommen hast. Klar, der Zucker kommt in die Blutbahn, du hast kurzfristig mehr Energie, das ist allerdings so ein rasanter Schub, dass er nicht verarbeitet werden kann. Es kommt einem Wasserglas, das du unter der Dusche füllen willst, gleich. Wasser landet auch im Glas, aber du verschwendest unnötig viel Wasser, das zwar auf deiner Wasserabrechnung steht und bezahlt werden will, dir aber keinen Nutzen gebracht hat. So landen diese leeren Kalorien auf deinem Doppelkinn, den Hunger stillen sie aber nicht.

Lass dich nicht blenden von der Tatsache, dass die Cola im Laden neben dem Sprudel steht, das eine solltest du als Gift ansehen, das andere ist wunderbar. Nur weil das Rattengift neben dem Katzenfutter steht, fütterst du deinen Kater ja nicht damit.

Wenn dich die Gier überfällt: Das Getränk der Sucht durch die doppelte Menge Wasser ersetzen. Wenn es dich mittags nach einem Glas Cola dürstet, trink zwei Gläser Wasser. Glaub mir, du bist danach nicht mehr durstig.

Mit süßen Getränken muss Schluss gemacht werden wie mit gewalttätigen Partnern, wenn du effektiv abnehmen möchtest. Es handelt sich dabei um flüssige Süßigkeiten. Echte Zuckerbomben sind auch die fertigen Kaffees der beliebten Kaffeeketten. Diese Coffeeshops wollen, dass du dich nach ihren Getränken sehnst, daher enthalten sie reichlich Sirup, einen großen Schuss Zucker und Süßstoffe. Da wird aus dem gewünschten Koffein-Kick ein Zuckerschock. Solche Produkte sollte man bestenfalls als Dessert werten. Diese Getränke sind sehr, sehr ungesund und müssen von normalem, schwarzen Kaffee ersetzt werden. Nicht alles muss immer unendlicher Genuss sein.

2.3 Sauber essen oder Planung ist König

Wer sich mit dem Thema der gesunden Ernährung bereits beschäftigt hat, es aber einfach nicht auf die Reihe bekommt, diese Ernährungsumstellung mehr als nur ein paar Tage durchzuziehen, findet hier Hilfe. Es sind Tipps, die den Übergang zu einer sauberen, natürlichen und gesunden Ernährung erleichtern. Unter sauber essen ist eine Ernährung zu verstehen, die weder aus Fertiggerichten, Junkfood noch übermäßig-verarbeiteten Nahrungsmitteln besteht. Wer sauber isst, ist sauber.

Planung ist König

Leute, die sich häufig und hauptsächlich von Fertigessen ernähren, haben keine Zeit zum Kochen (behaupten sie) oder keine Lust zum Kochen (haben sie).

Um sich wirklich gesund und unabhängig zu ernähren, führt kein Weg am eigenen Kochen vorbei.

Für den Anfang muss es nichts Aufwändiges sein, Hauptsache es ist besser, als das, was es vorher gab... und das ist nicht schwer.

Wer immer ein fertiges Essen im Kühlschrank oder Gefrierschrank hat, muss nicht auf Fast Food und Fertigessen zurückgreifen, wenn sich Müdigkeit, Erschöpfung und Hunger treffen. Am Anfang bietet es sich an, an seinem freien Tag eine Wochenration vorzukochen und diese kühlzustellen. Keine Sorge! Diese Kochvorgänge werden immer kürzer, je mehr Übung man hat, je vertrauter die Handgriffe sind. Sonntag ist ein geeigneter Tag, sich einen Mahlzeiten-Vorrat anzulegen. Wenn dir ein anderer Tag gelegener kommt, ist das dein Kochtag. Anschließend gibt es zwar einige Tage das gleiche, aber das ist ja kein Weltuntergang.

Oft einkaufen

Wer oft einkauft, kann sich immer einen Vorrat frischer, gesunder und vor allem lebendiger Lebensmittel halten. Es müssen keine Lebensmittel entsorgt werden, weil sie braune Stellen haben, das spart Frust und Kosten. Der Vorteil liegt auf der Hand: ist immer etwas greifbar, kann man seinen Heißhunger mit gesunden Snacks oder Gemüse stillen.

Einkaufen kann man übrigens auch in der Mittagspause oder auf dem Heimweg. Wird das Gemüse direkt nach dem Einkaufen gewaschen, ist es schon verzehrfertig im Kühlschrank. So kann es auch morgens einfach eingepackt werden, bevor es zur Arbeit geht. Das spart Zeit, reicht vielleicht sogar für einmal „Snooze" drücken und länger liegen bleiben.

Langsamer Übergang

Wer sich wie ein Wilder in die Umstellung wirft, läuft Gefahr die Sache zu überstürzen.

Es ist kein Problem, wenn man das sauber essen am Anfang auf eine Mahlzeit beschränkt.

Anschließend wird der Rest des Tages aufräumt. Der Mensch mag ganz einfach die Sachen, an die er gewöhnt ist. Es macht keinen Sinn, sich mit einer Kompletterneuerung zu überfordern. Wer es langsam angeht, hat größere Überlebenschancen. *Survival of the fittest, Aussterben of the fettest.*

Nach getaner Bewegung planen

Wer seinen Wochenessensplan nach dem Sport oder der Bewegung zusammenstellt, hat die schmerzliche Erinnerung, dass die ganzen überflüssigen Kalorien durch harten Sport abgebaut werden müssen. Es kann abschreckend wirken, wenn einem 700 verbrannte Kalorien in den Knochen stecken. So überlegt man es sich zweimal, bevor man eine Chipstüte aufmacht.

Locker bleiben

Der Anfang sollte sich auf einfache Gerichte beschränken: Gemüse, Linsen, Eier, Quark. Ein Gang reicht, um sich satt zu essen. Es bietet sich als Kochanfänger an, Tiefkühlgemüse zu verwenden. Das spart nervige Arbeitsschritte wie waschen oder schneiden. Wer ein wenig experimentiert und probiert, kann auch aus wenigen Zutaten ein Gericht zaubern, dem er nicht gleich am zweiten Tag nacheinander überdrüssig wird.

Motivation

Wer vergisst, warum er sich überhaupt gesund ernähren wollte, bricht die Umstellung bald wieder ab. Eine kleine Motivationsspritze, die man sich an oder in den Kühlschrank klebt, schadet nicht. *Ich will endlich gut im Bikini aussehen. Ich will keinen Bierbauch mehr haben. Ich will kein Kinn-Paar.* Deine Gründe kennst du selbst am besten.

2.4 Lebendige Lebensmittel oder dein Essensplan

Was sind denn biddeschön lebendige Lebensmittel? Das sind die Sachen, die wo wir essen tun sollen.

Es ist Nahrung in ihrer Ausgangsform, ihrer Urgestalt: Gemüse, Nüsse, Obst, Hülsenfrüchte, Pilze...

Frei von Zusatzstoffen und Geschmacksverstärkern, die man kaum entziffern kann und deren Bezeichnungen Richtig Bahnhof zeigen. Lebendige Lebensmittel können altern und faulen... meist schneller als einem lieb ist.

Sie sind von Mutter Natur großgezogen und hatten, wenn möglich, keinen Kontakt mit dem grauen Daumen der Menschen. Frei von chemischen Inhaltsstoffen, die keinen wirklichen Nutzen haben, außer dass das Produkt wie ein Zombie länger haltbar gemacht wird. Oder zum Erzeugen eines unnatürlichen Geschmacks, Zombies der Ernährung.

Wer weiß, welche Prozesse der Körper starten muss, um diese ganzen Giftstoffe wieder loszuwerden... ich nicht. Das hält mich aber keinesfalls davon ab, Behauptungen aufzustellen: Konservierungsstoffe und Geschmacksverstärker machen dick!

Unsere ganze Evolution beweist doch, dass Mama Erde es am besten weiß. Tiere und Menschen haben sich in den Millionen Jahren, in denen es nur natürliche Nahrung gab, doch bestens entwickelt. Modifizierte Lebensmittel, machen keinen Sinn.

Wie viele übergewichtige Höhlenmenschen kennst du denn persönlich? 1 - 0 für lebendige Lebensmittel.

Abgesehen davon, dass man ein gutes Gewissen hat und sich gut fühlt, weil man den Eindruck hat, dass man seinem Körper etwas Gutes tut, tut man seinem Körper etwas Gutes.

Es ist doch logisch, dass der organische Klumpen Menschen mit organischem Input gefüttert werden sollte. Also: Kauf möglichst Ausgangsprodukte und koche daraus deine Mahlzeiten. Lebendige Lebensmittel werden dich mit weniger Kalorien länger satt halten.

Da ich kein Freund von radikalen Umstellungen bin, die überfordern und daher nicht förderlich sind, gebe ich dir Zeit, das künstliche Essen aus deinem Speiseplan zu streichen. Nach und nach das Zeug durch gesunde Alternativen ersetzen. Ab sofort! Oder sonst...

Statt dem Rahmspinat gibt es jungen Spinat, Buttergemüse wird zu Gemüse. Die Dose Ravioli wird von Tomaten, Nudeln und Zwiebeln abgelöst, Fertigkuchen macht der Schokolade Platz, die Chipstüte wird zur Nussmischung.

In diesem Sinne... lebendige Lebensmittel: Established since the Urknall!

2.5 Gesunde Alternative oder jeden Tag ein Bisschen besser

Wenn man seine Kollegen nicht mehr riechen kann, sucht man sich einen neuen Job. Wenn man dem Partner nichts mehr zu sagen hat, sollte eine neue Flamme entfachen. Wenn ein Team in der Bundesliga nicht gewinnt, müssen Transfers her. Wir kennen es doch alle. Manchmal muss Veränderung her. Der alte Trott muss manchmal einfach gebrochen werden.

Es läuft in Sachen Ernährung etwas falsch, wenn du zwar auf deine Ernährung achtest und auch abnehmen willst, die Pfunde sich aber anhäufen. Das ist keine Vermutung, sondern eine Feststellung.

Die Theorie vom Gesundessen kennen die meisten von uns, bei der Umsetzung hapert es. Jeder kann die ungesunden Lebensmittel mittlerweile runterbeten. Die man eigentlich meiden sollte, aber trotzdem immer wieder kauft.

Nicht nur das stumpfe Vermeiden von Kalorien ist notwendig, um dauerhaft abzunehmen und das neue Gewicht zu halten. Die eingenommenen Kalorien sollten auch möglichst hochwertig sein, um nicht nur lange satt zu halten, sondern dem Körper neben hochwertiger Energie auch Mineralstoffe, Vitamine und sonstige Glücklichmacher einzutrichtern.

Aller Anfang ist schwer. So fährt man nach meiner Erfahrung am besten, wenn man seinen Speiseplan Stück für Stück und Bisschen für Bisschen aufräumt. So sollte bei jedem Einkauf weniger Mist im Einkaufswagen laden und deine Vorratsschränke langsam, aber sicher vom Junkfood befreit werden.

Warum ich den Weg der gesunden Alternativen, der drastischen Umstellung vorziehe, ist ganz einfach: Bequemlichkeit.

Wir alle haben uns über die Jahre einen Essensstil angewöhnt, den man zwar auf den Kopf stellen könnte, dies würde allerdings bedeuten, dass man sich an komplett neue Geschmäcker gewöhnen muss. Das wäre wieder so drastisch, dass jeder von uns scheitert. Das ist zu viel auf einmal, daher wird jeden Tag ein bisschen geklettert, um diesen Berg zu erklimmen.

Es ist einfacher, wenn man jeden Tag besser isst, aber sicher nicht leicht. Anfangs schmeckt nicht jede (eigentlich keine) gesunde Variante so gut wie ihr ungesundes Gegenstück, da heißt es dann einfach Augen zu und durch.

Nochmal der Hinweis: Es wird dir nichts bringen, wenn du dich anlügst, dass du *jetzt einfach mal einen Schokoriegel brauchst*, der ja im Vergleich mit Haferflocken und Banane *gar nicht so viele Kalorien hat.* Hier muss sich jeder zwingen, dann klappt es auch mit dem Fettberg bezwingen.

Die gesunden Alternativen sollten im Groben nach diesem Prinzip gewählt werden: je natürlicher und je weniger Zusätze, desto besser. Je lebendiger das Lebensmittel, desto besser.

Neben gesünder geht es auch leichter. Bei der Zubereitungsart lassen sich die ersten unnötigen Kalorien sparen. Das fängt bei dünsten statt anbraten an, geht weiter beim Salat, bei dem man sich das Öl spart und mit Senf ersetzt. Viele Angewohnheiten sind einfach Irrsinn, die wir von unseren Müttern haben, hier muss man sich nur an die normalen Varianten gewöhnen. Das ist keine Hexerei. Beispiel der Vorgehensweise: Beim Rahmspinat wird als erstes die Sahne durch Milch ersetzt. Hat man sich daran gewöhnt, wird es immer weniger Milch, dafür Gemüsebrühe, die Gemüsebrühe wird nach und nach von Gewürzen ersetzt. So erreicht man schrittweise das Lebensmittel in seiner Urform: Spinat.

Es lässt sich immer eine gesündere oder leichtereAlternative finden. Dies erfordert ein wenig nachdenken, vielleicht sogar um die Ecke denken. Darum möchte ich hier noch eine Auflistung von selbigen mit auf den Weg geben, die hoffentlich eine Anregung sind.

Schwarzbrot mit Schokolade statt Schokoriegel, Studentenfutter statt Chips oder Flips, Joghurt mit gefrorenen Früchten statt Fertigeis, gefrorene Trauben statt Wassereis, Tomatenmark oder Senf oder Luft statt Butter als Brotaufstrich unter dem Käse, Salzkartoffeln statt Pommes, Milch zum Verfeinern statt Sahne, Joghurt statt Pudding, Backofen statt Fritteuse, Haferflocken statt Cornflakes, Magerquark statt Schmand,

Kuuurz Luft holen. *Und weiter: Vollkornnudeln statt Weißmehlnudeln. Einköcheln statt mit Stärke binden.*

Viele dieser Beispiele sind nur die erste Stufe zur gesunden Ernährung. Immer der Reihe nach. In der Ruhe liegt die Kraft. Ziel des Weges ist es, dass du dich an eine Ernährung von lebendigen Lebensmitteln gewöhnst.

2.6 1000 Kalorien-Tagesplan oder einfacher Einstieg

Du willst gleich voll durchstarten? Perfekt. Hier gibt es ein bisschen Malen nach Zahlen für Kalorienzähler. Es sind verschiedene gesunde Lebensmittel und Tagesportionen, die ich empfehle.

Durch diese Tagespläne erleichterst du dir den Einstieg in die Ernährungsform von heimlichschlank. 1000 Kalorien können viel sein und lange satt machen. Oder ein Snack, den man nebenher rein drückt. Motto: Zähle Kalorien und lass jede Kalorie etwas zählen!

Der Wert der 1000 Kalorien ist gewählt, weil es eine schöne Zahl ist. Da niemand mit nur 1000 Kalorien auskommt, hast du einen schönen Spielraum für deine eigenen Leibspeisen. Es ist ein Kopfsprung in eine gesündere Ernährung, bei der du keine Bauchlandung machst.

Du brauchst einen Speiseplan, mit dem du dich aus dem Fitnessstudio isst, nicht in eine neue Mitgliedschaft. Zu beachten gilt, dass bei den 1000 Kalorien, die du dir hier zusammensuchst weder Öl, Ketchup noch andere Spielereien inbegriffen sind. Diese werden entweder weggelassen oder fließen von deinen Restkalorien ab.

Wenn du diese Pläne umsetzt, ist das kein Freischein, den Rest vom Tag schneller als ein Schluckauf zu schlingen und von Satellitenschüsseln zu essen. Sonst bleibst du trotzdem dick.

Wir bauen unseren Plan wie beim Tetris.Es muss in der Summe passen und eine klare Linie zu erkennen sein. L-Blöcke, Ausreißer nach oben gehen nur in Ordnung, wenn sie ausgeglichen werden.

Es kann in den Gruppen natürlich gedreht, getauscht und gewechselt werden. Die verschiedenen Gruppen werden kombiniert.

Gruppe 1 mit etwa 400 Kalorien täglich: *250 Gramm Sauerkraut (63 Kalorien), 1 Banane mittelgroß (134 Kalorien), 2 Äpfel mittelgroß (140 Kalorien), 500 Gramm Karotten (200 Kalorien), 600 Gramm Brokkoli (200 Kalorien), 600 Gramm Blumenkohl (170 Kalorien), 500 Gramm Tomaten (85 Kalorien), 250 Gramm Zwiebeln (70 Kalorien), 200 Gramm Erdbeeren (72 Kalorien)*

Gruppe 2 mit etwa 300 Kalorien täglich: *70 Gramm Haferflocken (260 Kalorien), 70 Gramm Linsen (244 Kalorien), 85 Gramm Vollkornnudeln (299 Kalorien)*

Gruppe 3 mit etwa 200 Kalorien täglich: *3 Eier (225 Kalorien), 300 Gramm Magerquark (198 Kalorien), 100 Gramm Tofu (158 Kalorien), 100 Gramm Harzer Roller (125 Kalorien)*

Gruppe 4 mit etwa 100 Kalorien täglich: *20 Gramm Nüsse (118 Kalorien), 50 Gramm Avocado (69 Kalorien), 30 Gramm Kakaopulver entölt(106 Kalorien), 50 Gramm Oliven grün(93 Kalorien)*

2.7 Überfressen oder es reicht auch mal

Wir kennen alle das Bild vom fettleibigen Mann, der sich beim Familienessen so richtig überfressen hat. Es gab fettiges Fleisch, frittierte Pommes, ein Schälchen Sahne, das mit Salat garniert war und das ein oder andere Bierchen. Geschmeckt hat es wohl, reichlich war es auch.

Nach dem Essen wird nicht nur der Gürtel gelockert, der feine Herr macht sogar den Knopf seiner Hose auf. Das ist nicht cool. Sexy nur mit einem sehr speziellen Fetisch. Peinlich für Kinder und Frau aber allemal.

Als wäre das nicht genug, setzt auch noch das Überfress-Koma ein und der Sack blockiert die Couch... die anderen müssen auf den Boden hocken, er schnarcht. Sägt im Traum wohl Scheinshaxen.

Wenn du nicht DER TYP sein willst, hilft nur eine passende Portionsgröße zu finden, um nach dem Essen nicht schlapper zu sein als vorher. Warum nicht überfressen? Was spricht gegen große Mahlzeiten? Was ist die richtige Portionsgröße, damit du nicht ins Koma fällst, aber auch nicht ständig essen musst?

Satt werden und zufrieden sein enden vor dem Überfressen. Ziel ist es immer, dass du nach dem Essen fit bist. Es soll dich gut gelaunt und den Blutzucker aufrecht halten. Wenn der Hunger gestillt ist und du die Gabel weglegst, solltest du in der Lage sein, einen strammen Marsch durchzuhalten.

Niemand von uns leidet Hunger, jeder weiß, wo und wann die nächste Mahlzeit zu bekommen ist. Falls nicht, weiß jeder *dass* es bald wieder eine Mahlzeit gibt. Niemand hält Winterschlaf und muss Fettreserven anfressen. Gründe wie Heißhunger, Langeweile und Lust gibt es viele, aber Überfressen macht aber nie Sinn!

Es gilt: langsam essen und genießen. Lieber kleine Teller, die öfters gefüllt werden müssen, benutzen. Wenn möglich den Nachschlag durch einen Gang in die Küche erschweren. Wer die Töpfe vor der Nase stehen hat, neigt dazu sie auch leer zu machen. Keine Ablenkungen wie Surfen und Fernsehen, auf das Essen, dessen Menge und deinen Körper konzentrieren.

Wenn der erste Teller leer ist, einmal Ruhe walten lassen und vor dem Nachschlag kurz pausieren, nachdenken. *Brauch ich die Portion jetzt wirklich noch oder bin ich schon zufrieden?*

Regelmäßig essen, um große Fressattacken zu vermeiden. Es darf zwischendurch gesnackt werden. Dabei setzen wir auf Snacks mit Faserstoffen sprich Gemüse und Obst. Zwei Karotten und ein Apfel klingt nicht nur gut, es ist gesund und ergänzt sich. Wichtig ist, dass man auf den eigenen Bauch hört, sich in Gesellschaft von der Essstimmung nicht anstecken lässt, bei der ohne Sinn und Verstand geschlungen wird wie Schweine am Trog.

Die richtige Portion hat so viele Kalorien, wie du zwischen den anderen Mahlzeiten verbraucht hast oder verbrauchen wirst. Wenn du bis zum Abendessen eine ruhige Kugel (damit meine ich deinen Bauch) schiebst, brauchst du kein fettes Mittagessen.

Wenn du weißt, dass du genug gegessen hast, aber die Lust stark ist: Ein groooßes Wasser bringt das gewünschte Völlegefühl. Und zwar umgehend.

2.8 Hunger oder stell dich nicht so an

Hunger bringt dich nicht um. Hungern ist eine Krankheit, Hunger ist keine Krankheit. Der gewisse Unterschied liegt in Hunger haben und Hunger leiden. Hunger haben ist kein Todesurteil. Sollte dir unterwegs eine gesunde Alternative fehlen, wirst du es überleben, wenn du 3 Stunden mit meckerndem Magen durch die Gegend läufst. Stell dich nicht so an, du Ziege!

Das „Huch, was ist denn da passiert? Ich seh ja plötzlich gut aus!"-Erlebnis kommt nur, wenn du auch mal Kohldampf schiebst. Du kennst Hunger wahrscheinlich gar nicht mehr. Es ist kein angenehmes Gefühl, aber halb so wold.

Da heißt es aber auch Süßigkeiten, von denen Bienen wohl zu Wespen mutieren, konservierte Backwaren, die auch für Raumfahrt geeignet wären oder Burger, die sich weigern zu faulen, stehen und links liegen zu lassen. Deine Disziplin ist gefragt, wenn es sooo lecker aussieht oder sooo gut riecht. Der Wille abzunehmen muss diese kurze Vergnügen übertrumpfen wie ein Ass.

Willst du in deinem Freundeskreis wirklich weiterhin die Rolle von Theodore der Chipmunks, als Tummy der Gummibärenbande einnehmen? Der dicke Tollpatsch sein, der nur ans Essen denkt und quengelt, wenn nichts zu kauen in Griffweite ist?

Keine Sorge, wenn du deinen Bauch ein paar Stunden Randale machen und Walgesänge von sich geben lässt. An dir ist doch einiges dran, dein Körper hält so manchen Schabernack aus. Alte Menschen beschreiben dich zurecht als stämmig und fest. Du bist kein kleines Kind, dem die

Milchzähne wackeln, das seine Mutter so lange piesacken darf, bis es den vorlauten Mund mit Milchschokolade gestopft bekommt. Wenn du wegen Essen nervst, ist das peinlich.

Sieh es so: deine Wampe geht dir doch auf die Nerven?! Protestiere gegen die Speckrollen: Hungerstreik.

Wenn du es endlich mal geschafft hast, diese paar Stunden nicht zu essen, ist der Lohn beim Essen ein warmes, molliges Gefühl im Bauch. In deinem Mund entfacht ein kleines Feuerwerk, als hätte jemand eine Wunderkerze angezündet. Der Hunger war unangenehm, du hast ihn aber überlebt.

2.9 Dauerhunger oder „ich-könnte-jetzt-was-essen"

Wenn man alles essen möchte oder wie werde ich satt, wenn ich immer Hunger habe?

Du kennst dieses verflixte „ich-könnte-jetzt-was-essen"-Gefühl. Es ist das Monster in unserer Geschichte. Es sorgt für Angstschweiß, schlechtes Gewissen und schlaflose Nächte. Wie du den Dauerhunger, den Appetit, die Gelüste abstellst, besiegst oder zumindest kontrollierst?

Wasser, reichlich kühles, nasses Wasser. Ob nun tatsächlich eiskaltes Wasser oder heißer Tee spielt keine Rolle. Wenn du ein, zwei Gläser trinkst, ist der Körper erst mal ein wenig beschäftigt, der Magen kurzfristig gefüllt. Ein unnötiger Snack weniger.

Schauen, Schneiden, Kauen, Genießen. Wenn du etwas isst, dann genieße es... laaangsam. Kau, kau, kau, kau. So vergeht nicht nur reichlich Zeit, bis du wieder konsumieren kannst. Durch die Geschmacksüberreizung hast du für eine Weile genug. Oder hast du schon mal eine übergewichtete Schnecke gesehen?

Gewöhne dich an Hunger. Hunger haben ist nicht schlimm, du wirst heute nicht verhungern. Wenn du weißt, dass du genug gegessen hast, kannst du auch ein kleines Spiel spielen. Hast du genug mentale Stärke, um einfach nichts zu essen? Schaffst du es bis heute Abend? Wie viele

Stunden hältst du durch?

Ablenkung, Gedanken umlenken. Statt herumsitzen und hartnäckige Gelüste zu haben, besuche jemand, bastle etwas, räume auf. Beschäftige Körper und Geist mit etwas Positivem oder zumindest etwas anderem. Essen ist oftmals nur die Beschäftigung, die dir aktuell im Kopf rumschwirrt, weil dir langweilig ist.

Du kennst es doch. Wieso willst du den Mist überhaupt essen? Kuchen, Kekse, Pizza? Du weißt, wie das Zeug schmeckt. Du weißt, dass es dir nicht gut tut. Lass es einfach stehen. Das Essen stirbt morgen nicht aus, du kannst es irgendwann in der Zukunft essen. Heute nicht.

Gemüse und Gemüse

2.10 Picky Eaters oder wählerische Esser

Wenn du ein wählerischer Esser bist, kann ich dir nur eines aussprechen: Beileid. Was wählerische Esser sind, willst du wissen? Sie sind nervige Zeitgenossen.

Sie beschweren sich darüber, dass sie immer dicker werden (was auch stimmt), sie fragen nach Tipps, wie man abnehmen kann (die man gibt). Nun machen die wählerischen Esser, die Picky Eaters, mit Nachdruck verständlich, dass sie sich ja eigentlich gut ernähren. Aber sie bestimmte Sachen einfach nicht essen können. Dabei gibt es keine gesundheitlichen Bedenken, von Allergien keine Spur zu finden... weder mit Lupe noch mit Mikroskop. Auch eine nachvollziehbare Ideologie (Veganer, Vegetarier oder religiöse Ansichten) ist nicht ausschlaggebend. Wählerische Esser mögen bestimmte Lebensmittel einfach nicht und behaupten dreist, dass sie davon krank werden.

Ihr Lieblingsopfer ist, weder Trommelwirbel noch Imagination erforderlich... Gemüse.

Da Gemüse nun mal das gesündeste und lebendigste Lebensmittel für immer und seit ewig, der Ursprung aller Abnehmungen überhaupt ist, kann ich bei wählerischen Essern nur den Kopf schütteln. Wer abnehmen will, muss etwas ändern.

Sowohl Geschmack als auch Konsistenz der verschiedenen Gemüsearten werden niedermacht. Unterschiede werden ignoriert, hier wird diskriminiert. Wo sind die Gemüserechtsschützer?

Blumenkohl schmeckt nach nichts, Gurken sind zu wässrig, Tomaten sind schleimig und Karotten zu hart.

Wenn die Lebensmittel gekocht oder püriert sind, ist es eine Sache vom Prinzip *„Ich weeeiß aaaber, dass es Sellerie ist!"*

Dass hier einfach die Lust der Taktgeber ist, lassen sie sich nicht verklickern, da halten die Murmeln im Kopf einen Sitzstreik ab. Dass sie lieber Schokoriegel als Gemüsesticks essen, hat evolutionsbedingte Gründe, die tief in der DNA verankert sind. Logisch, die Menschheit hat sich ja zu Urzeiten auch von Schokoriegeln ernährt.

Als Kämpfer für die Gleichberechtigung von Gemüse, als Schlächter von Salaten muss ich euch, liebe wählerische Esser, aber nochmal bitten, euch anflehen: Gebt Gemüse eine Chance! Der Würgereiz ist Spinnerei!

Wenn du heimlichschlank werden willst, führt kein Weg an Gemüse vorbei... gedünstet, geschnitten, gekocht, gerührt oder geschüttelt. Natürlich magst du das neue Essen am Anfang nicht, es ist ungewohnt. Wenn du auf eine Party kommst, gehst du immer zuerst zu der Person, die du kennst, nicht zu einer wildfremden. Es ist die Macht der Gewohnheit. Vielleicht bist du süchtig nach Junkfood. Dein Entzug führt nicht an Gemüse vorbei. Du wirst dich gesünder und sogar befreit fühlen, wenn du es geschafft hast und endlich kein Fast-Food-Junkie, sondern clean bist.

Ein Grund, warum du so ein Feinschmecker bist, liegt auf der Hand und im Vorratsschrank: Du hast so viel Essen zuhause, dass der Hunger nie ungeliebte Sachen rein treiben muss. Als Herausforderung kannst du mal versuchen, einen Tag nur Gemüse zur Verfügung zu haben. Du wirst merken, dass auch eine Gemüsepfanne schmeckt. Lass die Ausrede, dass du nichts im Haus hast und deshalb Pizza bestellen musst, einmal ungenutzt.

2.11 IHH! Gemüse oder mir wird grün

„Ich kann kein Gemüse essen, es schmeckt nicht und die Textur ertrage ich nicht. War schon immer so..." Das habe ich schon zuuu oft gehört, fang du bloß nicht damit an. An Gemüse führt kein Weg vorbei, wenn man gesund abnehmen möchte. Allerhöchste Zeit, dass du dich an den Geschmack von Gemüse gewöhnst. Gemüse ist und bleibt das wichtigste Nahrungsmittel... überhaupt, ever und für alle Zeiten.

Chips und Schokolade pushen auf, aber sind eben ungesund, machen dick und hässlich. Da kann man schnell mal behaupten, dass einem von Gemüse schlecht wird. So ist man fein raus und kann genüsslich am Softeis saugen und die Nachos samt Doppel-Dip spachteln.

Die Vorteile von Gemüse liegen auf der Hand. Es ist kalorienarm. Es ist gesund. Es ist immer die kalorienärmere Variante und sättigt durch unsere Freunde, die Faserstoffe. Die Vitamine mag unser Körper auch, es ist also DAS Grundnahrungsmittel für Leute von heute.

Sich an Gemüse zu gewöhnen, wird dir vielleicht schwer fallen. Das waren die Mathe-Klassenarbeiten auch. Die hast du aber trotzdem geschrieben. Ausreden, dass dir schlecht wird, wenn du in Brokkoli beißt, sind nicht mal Affentheater. Kinderkram! Es kann nur für kleine Kinder akzeptabel sein, sich bei der Extraportion Gemüse anzustellen. Du bist erwachsen, du brauchst keine Angst vor der hellen, ausgeleuchteten Gemüseabteilung haben.

Um den Übergang zu schaffen, gibt es eigentlich nur einen Trick: Du musst Gemüse essen. Anfangs bietet es sich an, alle Gerichte mit Gemüse aufmotzen. Muttern, die dir als Kind gehäckseltes Gemüse unter die Suppe gerührt hat, hat es dir vorgemacht. Das gleiche Prinzip ist auch hier anzuwenden.

In jede Tomatensoße machst du nun Zwiebeln, Zucchini und Tomaten (ja, die echten, nicht aus der Dose oder Tube). Feta gibt es nur noch mit Brokkoli oder Spinat. Kartoffeln ohne Karotten sind verboten! In den Salat kommt buntes Gemüse.

Ähnlich wie bei der generellen Ernährungsumstellung von heimlichschlank gehen wir auch hier vor. Es wird jeden Tag ein Bisschen besser, also jeden Tag ein bisschen mehr Gemüse. Das gewöhnt dich

Schritt für Schritt an den Geschmack und an die Konsistenz, vor der du ja sooo viel Angst hast. Glücklicherweise wird sich dein Körper so auf diese Gesundheitsbomben freuen, dass du dich innerhalb kurzer Zeit sogar nach deinem grünen Teller sehnst.

Am Anfang ist „aus den Augen, aus dem Sinn" angesagt. So kann man das Gemüse sehr fein und bis zur Unkenntlichkeit schneiden. Hilfreich sind Küchenmaschinen, da wird der Körperkontakt mit dem ach-so-ekligen Gemüse verringert. Du vergisst vielleicht sogar, dass in deiner Soße vier Karotten sind. Je feiner gehakt oder gehäckselt, desto kürzer auch die Kochzeit.

Eine Möglichkeit ist auch, das Gemüse weich (wir nennen es mal nicht matschig) zu kochen, so kann man es als Brei (wir nennen es mal nicht Matsch) unter den normalen Zutaten verschwinden lassen.

Ein geeignetes Gemüse um Strecken wie Koksdealer zu üben, sich an diesen Arbeitsschritt zu gewöhnen: Zwiebeln. Sie wirken entzündungshemmend, sind gekocht geschmacksneutral. Das weiß nicht nur Shrek zu schätzen. Dabei ist aber nicht eine kleine Zwiebel gemeint, die glasig gebraten wird, sondern 4 oder 5, die gekocht werden. Das soll schon eine Beilage sein.

„Aber dieses und jene Gemüse schmeckt nicht..."

Die Welt ist bunt, da macht auch das Gemüse keine Ausnahme. Ab jetzt hast du dich jede Woche einer neuen Sorte zu widmen. In den Wintermonaten musst du dich beispielsweise mit Kohl vertraut machen. Im Sommer darfst du dir Tomaten ans Herz legen. Rezepte gibt es genug, Ausreden sind nicht willkommen.

2.12 Eingefrorenes Gemüse oder gib dem Gemüse eine Chance

Gemüse ist gut. Das hatte wir schon. Weiter geht es: Es muss nicht frisch geerntetes Gemüse sein, um gesund zu sein. Wenn Not am Mann und Frust an der Frau ist, weil mal wieder nichts Gesundes im Kühlschrank ist, gibt es eine einfach Lösung: Geh zum Tiefkühler.

Dies ist ein Appell für Tiefkühl-Gemüse.

Es kann frustrierend sein: Gemüse mit gutem Willem kaufen, keine Lust auf Gemüse haben, warten, länger warten, verdorbenes Gemüse entsorgen. Für viele ist das ein Teil vom Alltag, der allerdings absolut überflüssig ist. Diese Endlosschleife kann einfach gebrochen werden.

Gemüse hat nun mal leider die Eigenschaft, dass es schnell verderblich ist, je nach Sorte kommt es einem wie im Zeitraffer vor. Dreimal geblinzelt, schon faulig. Das ist keine neue Erkenntnis, das wusste auch schon dein Großmütterchen.

Wie hält man nun Gemüse frisch, gesund und vitaminreich? Wie schützt man es vor dem Faulen? Diesen Prozess kann man am besten mit Kühle, tiefer Kühle, verlangsamen. Wer sich auch nur ansatzweise gesund ernähren möchte und zuhause ein Tiefkühlfach oder gar eine ganze Kühltruhe hat, muss sich mit reichlich TK-Gemüse eindecken.

Das ist kein gut gemeinter Ratschlag, das ist ein Befehl, meine Freunde!

Es ist zwar sicher nicht so cool mit Beuteln von Tiefkühlware zurück zu trotten, wie es ist, wenn man mit einem Einkaufskorb voll frischem Gemüse vom Wochenmarkt heim stolziert, aber das Ergebnis ist gleich.

Die Vorteile von tiefgefrorenem Gemüse sind: immer erhältlich, wird nicht nach ein paar Tagen ungenießbar, ist bereits gewaschen und verzehrfertig. Eine Packung Tiefkühlgemüse nimmt nicht viel Platz weg. Da es geschnitten und steinhart ist, kann man es auch in die letzte Ecke quetschen. Heutzutage gibt es für jeden Geschmack die richtige Sorte im Tiefkühler... von Spinat und Bohnen über Spargel zu Paprika und Karotten.

Perfektes Tiefkühlgemüse sind Blumenkohl und Brokkoli, beide können auch aufgetaut und ohne weitere Zubereitung gesnackt werden. Sie haben keine lange Garzeit, außerdem sind sie als Röschen einfach zu dosieren.

Achtung! Sogar bei Gemüse gibt es Stolperfallen! Auf keinen Fall Gemüsemischungen, die mit Geschmacksverstärkungsbomben vermint sind (italienische, mexikanische, asiatische), oder fettiges Grillgemüse kaufen. Auch Spezialitäten wie Rahm-Spinat oder Butter-Gemüse sind zu meiden.

Es ist eingefrorenes Gemüse ohne Zusätze gemeint. Kein Fertigessen, bei dem eine Gemüsesorte eigentlich nur im Namen vorkommt und ansonsten besser als Ostereier versteckt ist.

Wer den Tiefkühlgemüse-Herstellern nicht traut und sie verdächtigt, irgendwas mit dem Gemüse anzustellen, legt sich selbst einen Vorrat an. Das prächtigste Gemüse der Theke deines Supermarkts frierst du einfach selbst ein. Vorher bist du fleißig, wäschst das Gemüse, schneidest das Gemüse.

Dann hast du immer eine Portion zur Hand, wenn es mal schnell gehen muss oder du Gelüste auf die jeweilige Sorte hast.

Wie lange hält sich eingefrorenes Gemüse? Das hängt davon ab, welche Sorte es ist. Glücklicherweise finden sich dazu auf der Verpackung genaue Angaben. Generell sollst du das Gemüse aber essen, nicht sammeln wie Überraschungsei-Figuren.

2.13 Mitesser oder Egoist

Ich weiß schon gar nicht, warum ich schon wieder Hunger hab. Warte mal, das bin nicht ich, der Hunger hat. Warum esse ich gerade eine Portion Pommes?

Wenn es in Deutschland gesellig wird, werden die schweren Geschütze aufgefahren. Je größer die Runde, desto mehr wird gegessen und getrunken, gesoffen und gefressen. Da wird scheinbar jeder angesteckt. Wenn die Schlage an der Pommes-Bude lang ist, und man gute 10 Minuten warten darf, kann sich das ja nur lohnen. Große Menschenmengen handeln ja immer logisch.

Da stopft man sich also mit Müll voll, nur weil es die anderen auch machen. Die Angst etwas zu verpassen, blendet aus, dass es vor einer Stunde Frühstück gab und man noch etliche Kilo vom einfachen Kinn entfernt ist.

Vom Mitesser zur reinen Pore werden ist angesagt, Egoist statt Mitesser sein.

Du bist ein Mitesser, wenn du mitisst, weil deine Freundin Lust auf ein Eis hat, obwohl du abnehmen willst.

Du bist ein Mitesser, wenn du dir im Supermarkt an jedem Stand etwas in die Hand drücken lässt, nur weil es kostenlos ist und man ja mal probieren könnte. Mitesser machen die Tüte Fruchtgummi leer, die andere gekauft haben. Sie opfern sich für das letzte Stück Pizza, den kalten Schlitz einer fremden Pizza, den niemand will. Mitesser sind Resteverwerter und Komplizen beim Snacken.

Unsere Mitesser sind beliebt, sie sind nicht die Exemplare auf den Nasen von Teenie-Mädchen, wegen unseren Mitessern heult niemand. Sie sind immer bereit, mit zum Markt zu schlendern. Stoppen an jedem Smoothie-Stand, sind stets zur Stelle, wenn jemand Lust auf Döner hat.

Das Resultat: Mitesser sind rundlich und werden immer pummeliger. Als Mitesser abzunehmen ist zwar kein Ding der Unmöglichkeit, es ist für Ess-Egoisten aber viel leichter, leichter zu werden. Statt dich deiner Umwelt anzupassen, musst du also deinen eigenen Weg gehen. Es ist dein Übergewicht, das weg soll. Deine Diät ist deine Verantwortung. Lass dir nicht ständig Sachen andrehen.

2.14 Lerne NEIN! zu sagen oder süßen Versuchungen widerstehen

Abnehmen ist nicht nur schwer, weil man selbst gerne isst. Dein Umfeld besteht aus Schleckermäulern und Vielfraßen, die dich in Versuchung führen, weil alleine schlemmen nicht gut für das Gewissen ist. Geteiltes Leid ist halbes Leid und wenn noch jemand doppelt Cupcakes isst, kann das ja gar nicht so schlimm sein. Daher will jeder, dass du mitisst oder zumindest mal probierst... *ach komm, nur ein kleines Stückchen.*

Die ganzen kleinen Störfeuer, die dir während einem Tag angeboten werden, summieren sich schneller als du denkst. Dort ein Schnittchen, hier eine Ecke vom Kuchen.

Hier mal kosten, dort die Hälfte essen.

Ich will niemandem unterstellen, dich zu behindern... Hilfe und Unterstützung sehen aber anders aus. Das heißt, dass du in zweierlei Hinsicht stark sein musst. Du musst erstens aus Prinzip nicht wollen. Die ganzen Naschereien sind jetzt erst mal tabu. Zweitens musst du die Kraft haben, oft, dauernd, ständig NEIN! zu sagen. Nein, du isst nichts zwischendurch... weder aus Höflichkeit noch aus Anstand.

Wenn du tatsächlich Hunger hast, was bei den Versuchungen seltenst der Fall ist: Stopf dich lieber mit einer gesunden Alternative voll, als eine Sünde zu naschen. Eine Handvoll Gelatine gemischt mit Zucker, Farbstoff und Geschmacksstoffen ist niemals so süß wie du, wenn du endlich in dein Lieblingssommerkleid schlüpfen kannst. Das arme Kleidchen ist aus der vorvorletzten Saison, denk an die traurigen Knöpfe, die dich verzweifelt aus dem Kleiderschrank anschauen. Das haben sie echt nicht verdient.

Es ist zu frustrierend, sich einen Tag Diätarbeit mit einmal Mundvollstopfen kaputt zu machen. Richtig unnötig ist es, wenn man eigentlich nur aus Gruppenzwang isst, weil es alle anderen tun oder einfach, weil man kommentarlos eine Schüssel hingehalten bekommt.

Diese Versuchungen, die jeder nebenbei über sich ergehen lassen muss, sind Kaugummi, ziehen eine Diät nur in die Länge.

Wer während dem Abnehmen mit Hintergedanken isst, läuft weniger Gefahr, in diese Fallen zu tappen. Wer jeden Tag weiß, was gegessen werden darf und was nicht, weil er einen Plan zu befolgen hat, hat einen guten Grund, die ungesunden Essensangebote abzulehnen. „NEIN! Ich esse um X Uhr Y mit Z, da brauche ich jetzt nichts."

Die Motivation steigt doch ungemein, wenn du daran denkst, dass dein Kaloriendefizit des Tages einen Gewichtsverlust von soundsoviel Gramm bedeutet.

Das sind soundsoviel Gramm näher zum Sommerkleid! Und *das* Stück Kuchen verlängert deine Diät lässt die Nähte vom Kleid reissen.

Du bist eigenverantwortlich. Essen ist kein Teamsport. Niemand, der dir fettige Snacks andreht, steht nach dem Duschen hinter dir und zieht die Fettrollen zurecht, damit dein Spiegelbild nicht Stunt-Double für den

Michelin-Mann ist. Dein Ziel ist es doch abzunehmen, oder? Naschen kannst du in ein paar Monaten wieder, ungesundes Essen ist keine bedrohte Spezies, die kurz vor dem Aussterben ist. Deine Kolleginnen werden auch in der nächsten Jahreszeit Gründe finden, um zu backen und Kuchen mit ins Büro zu bringen. Entspann dich, Futterneid ist nicht nötig.

Sag NEIN! zum angestaubten Schokoriegel deiner Schublade, zu der halbleeren Süßigkeitenschüssel der Kollegen, zum angebrochenen Joghurt deiner Tochter, zum angebissenen Käsebrot deiner Freundin, zum Stück kalter Pizza deines Freundes, zu den knatschigen Chips deiner Kumpels, zu den verbrannten Cupcakes deiner Tante, zum angetrockneten Stück Kuchen deiner Oma, zu den angebrochenen Pralinen deiner Mutter.

2.15 Gesund essen ist schwer, na und oder du machst dich lächerlich

Wir sollten uns keine Illusionen über unsere aktuelle Ernährung machen. Bist du zu dick, isst du zu viel. Wir können jetzt mit dem Stress, der Familie, der fehlenden Zeit anfangen, aber das sind ja alles nur nette Ausreden, die wir vor uns hin beten.

Essen macht dick.

Es ist zu viel. Die Fallen lauern überall. Wenn du dir morgens einen Kaffee holst, kannst du ihn nur mit Zucker süßen, eine gesündere Alternative wie Stevia wird nicht angeboten. Beim Bäcker findest du süße Teilchen aus Weißmehl, an der Bude werden fettige Pommes verkauft. Wirklich gesunde Alternativen findet man so schnell nicht. Hier faltet mal ein alter Apfel, da bräunt sich eine Banane. Obst wird buchstäblich in der letzten Ecke angeboten.

Es ist leicht zu erkennen, dass du dich besser und überlegter als die Masse der Deutschen ernähren musst. Die Deutschen werden immer dicker, du willst aber immer dünner werden. Das heißt im Umkehrschluss, dass die ganzen „normalen" Snacks erst mal abgehakt sind oder langsam auf deinem Speiseplan ausbleichen. Schau dich einfach im nächsten Bäcker um, stell dich in die Mitte, mach eine 360 Grad-Drehung. Willst du so einen Körper haben wie die Leute dort?

Sich gesund, frisch, zuckerfrei und weißmehlfrei zu ernähren ist schwerer, als einfach zu schlemmen, da werde ich nicht schwindeln.

Morgens nicht aufzustehen und sich einfach wieder umzudrehen ist auch schöner, als die Stiefel zu schnüren und zur Arbeit zu gehen... zum sauber essen kannst du dich genauso überwinden, wie das Arbeiten Alltag ist.

Gesund essen ist nicht immer Freude pur. Na und? Ist doch egal. Man muss sich nur einmal satt essen. Danach macht es keinen Unterschied mehr, ob es drei Karotten waren oder eine Tüte Gummitiere. Der Vorgang ist immer gleich, Mund voll, kauen, schlucken. Satt oder zufrieden? Nein? Mund voll, kauen, schlucken.

Du kannst von vorne rein entscheiden, dass es vollwertige Lebensmittel sein werden. Statt gezuckerten Kaffee mit Milch gibt es Kaffee. Statt einem Amerikaner gibt es Haferflocken.

Satt wirst du auch mit gesunden Lebensmitteln. Der Unterschied: Es plagt dich anschließend kein schlechtes Gewissen. Dir wird bestimmt nicht schlecht, wenn du zu viel Blumenkohl isst, also versuch ihn mal als Rohkost.

Süße Teilchen in der Mittagspause oder am Kaffeetisch? Zähne zusammenbeißen, nein sagen. Du wirst auch ohne Schokocroissant durch den Arbeitstag kommen, die 300 Kalorien kannst du nämlich gleich an deinen Pausbacken abziehen. Es ist viel einfacher sein Kalorienlimit mit Fertigfraß zu überschreiten, als mit den geplanten und selbst zubereiteten Gerichten. Dass Gemüse und Rohkost in Verruf geraten sind, ist bedauerlich, aber sollte dich nicht abhalten. Möhren, Rosenkohl, Blumenkohl und Brokkoli sind lecker! Uncool, aber lecker.

Ich verrate dir mal ein Geheimnis: Du musst jeden Tag essen.

Damit kannst du ab sofort planen. Morgens, mittags, abends wird gespachtelt, das ist täglich so. Du kannst dir eine kleine Box mit der benötigten Energie in Form lebendiger Lebensmittel richten und bist nicht auf hektische Beschaffung von Ersatzware angewiesen. Die gesunde Alternative wirst du unterwegs nämlich nicht überall finden.

Du kannst dich aber immer vorbereiten und planen. Du weißt morgens, wie dein Tagesablauf aussieht und welche Mengen an Nahrung du benötigst. Das Schälen, Schneiden und Richten ist anfangs lästig, das ist aber jede Umstellung.Wäre gesund, dünn und schön sein einfach, wärst du es schon. Ausreden, dass es nichts Gesundes gab, zählen nicht mehr. Du hast die Sachen nämlich nur zuhause gelassen.

2.16 Unterwegs essen oder Essen ist keine Beschäftigung

Wenn man sich einmal der Gewohnheit entledigt hat, immer und überall Vergnügen mit Essen zu verbinden, geht es einfacher, das mit dem Abnehmen. Unterwegs sündigen ist so gut wie immer ungesund und fast immer überflüssig. Du willst auch unterwegs essen? Dann packe deinen Koffer und nehme mit: Wasser, gesunde Alternative, Lebendige Lebensmittel! Vorbereitung ist König. Bonus: Das zusätzliche Gewicht ist Training für deine müden Beine und trägen Arme.

Nur weil du nicht zuhause bist, sondern etwas in freier Wildbahn unternimmst, heißt das nicht, dass du einen Freischein für jeden Pommes-Stand hast. Veranstaltungen sind kein Grund, um zu fressen. Klar, beim Stadtbummel sehen die Donuts und Teilchen vom Bäcker verführerisch aus. Wenn abnehmen schön easy wäre, wären wir alle Models. Niemand will sterben, aber alle wollen in den Himmel.

Ihr Kinderlein kommet, Zeit für eine Anekdote. Ein Extremfall sind beispielsweise abnehmende Wanderer, die sich mit voller Dickheit und Gepäck die Berge hoch quälen... oder zumindest Hügel hoch schleppen, nur um sich auf dem Gipfel Brote, Säfte und Fettspeisen rein zu pfeifen. So wird der ganze Aufstieg zunichte gemacht. So toll ist der Ausblick doch wirklich nicht, oder? Für nichts und wieder nichts hast du dir das angetan! Da bleibt man doch fast lieber im Bett liegen und träumt vom Bergdoktor in Reizwäsche.

Auch in kleinerem Ausmaß ist es unnötig. Der Irrglaube, dass man sich auf Achse immer patt satt essen soll, ist beliebt. Das sagt mir zumindest mein Scheuklappen-Blick, wenn er durch eine Fußgängerzone streift.

Überall der gleiche Fast-Food-Mist in den Buden, Ständen und Wagen, überall voll. Und fast alle Kunden dort sind zu dick.

Dabei reichen auch kleine, gesunde Snacks um die benötigte Kraft für den Heimweg zu tanken. Wir haben doch schon durchgekaut, dass es auch mal mit ein wenig Hunger geht.

Wenn es wirklich nicht geht: In jedem Supermarkt findest du Snacks und Sattmacher, die du ohne Vorbereitung essen kannst. Beispiele gefällig? Studentenfutter, Buttermilch, frisches Gemüse, frisches Obst, Brot und Käse. Wenn du eine Packung Käse und Brot kaufst, kannst du deine gesamte Familie verköstigen. Dazu noch ein paar Babykarotten und Snacktomaten, gesünder als eine Ladung Burger ist es allemal.

Noch besser ist es, wenn man sich seine Verpflegung einfach mitnimmt. Außer dem schlichten Vergessen gibt es eigentlich keine Ausrede, die so wirklich zieht. Wenn du deine Handtasche halbwegs entmistest, hast du wahrscheinlich Platz für ein mehrgängiges Menü.

Was es beim Essen zum Mitnehmen zu beachten gibt, ist überschaubar. Es muss artgerecht verpackt sein und du solltest dir beim Auspacken nicht doof vorkommen. Brote machen sich meines Erachtens besser als Suppen (die allerdings auch in Thermoflaschen transportiert werden können), Gemüse und Obst sind mal wieder die perfekten Snacks. Als eiserne Reserve kann man sich dann noch einen Nuss-Mix in Tasche oder Rucksack legen, sehr kalorienreich, aber jedem Schokoriegel vorzuziehen.

Solltest du dein Essen vergessen haben, auch kein Supermarkt in der Nähe sein, auch kein Problem. Ein paar Stunden fasten sind kein Weltuntergang.

2.17 Weniger Essensvorräte oder weniger isst mehr

Hand aufs Herz. Wer behandelt seine Vorratskammer wie ein Messie und missbraucht die Gefriertruhe als Tupperdosen-Friedhof und Kochreste-Endlagerstätte?

Dass Ordnung sein muss, wissen nicht nur spießige Beamte. Wer abnehmen möchte, sollte Küche und Vorratsschrank gut organisieren. Chaos, übermäßige Lebensmittelauswahl und Sachen, die *bald ablaufen und weg müssen*, erschweren es, einen geordneten und effizienten Speiseplan einzuhalten.

Wir sind weder Hamster, die hamstern müssen noch Einhörnchen, die dem Sammelwahn vor dem Winter verfallen.

Wer viel Vorräte hat, kocht größere Portionen, die dann auch gegessen werden. Wenn man noch 10 Kilo Nudeln bevorratet hat, ist man eher verleitet, gleich mal 500 Gramm zu kochen, statt der eigentlich benötigten Menge. Bei einem Vorrat von einer Packung, ist man da geiziger. Wer seinen Kühlschrank ständig vollstopft, endet mit Lebensmitteln, die panisch vor dem Erreichen vom Mindesthaltbarkeitsdatum verarbeitet werden müssen. Die Folge vom MHD-Druck sind improvisierte Gerichte mit mysteriöser Kalorienanzahl... erinnert sich noch jemand, was genau vom Kühlschrank in den Topf geflogen ist?

Diätfreundlicher ist es, wenn man zu Fuß seine Rationen für die nächsten Tage einkauft. So gibt man Fressanfällen keine Chance, kann immer dem eigentlichen Plan folgen und hat das, was wirklich benötigt wird, zur Hand.

Weniger ist mehr, denn weniger isst weniger. Wir kaufen genau das, was wir brauchen und verbrauchen. Vorräte müssen nur wenige Tage halten, dann gehst du doch eh wieder einkaufen.

Sogar die gut gemeinten Obst-Gemüse-Kaufflashs, die jeder mal hat, sind unnötig. Das Zeug gärt im Kühlschrank vor sich hin, weil es nicht verarbeitet wird. Da landet dein hart verdientes Geld im Biomüll.

Jede Woche einkaufswagenweise Lebensmittel nach hause zu schiffen, raubt Ressourcen. Wieso opferst du so viel Wohnraum für Essen, wenn der nächste Supermarkt 5 Gehminuten entfernt ist? Die Vorratskammer kann man bestimmt besser nutzen. Dann müssen die Leichen auch nicht mehr in den Keller.

Heute ist ein guter Tag, um auszumisten: abgelaufene Konserven, Nudeln aus Weißmehl, Soßenbinder und ganz besonders Fertigsoßen mit Zucker, Stärke und Geschmacksverstärkern sind so letztes Jahr, sie sind dieses Jahr out. Raus damit. Vorratsräume, die größer als Stadt-Appartements sind, brauchen nur kriegsgeplagte Omas und Opas. Wenn die Zombieapokalypse kommt, haben wir ganz andere Probleme als trockene Nudeln zu kauen.

2.18 Weg von Junkfood oder Entzug

Es ist die angestaubte, alte Leier. Du weißt es, hast es schon x-mal gehört: Fast Food ist nicht gesund, schmeckt lasch und macht dich dick. Da wir hier abnehmen wollen, wird auch dieses leidige Thema durchgekaut. Für mich sind Fast Food und Junkfood Ausgeburten des Teufels.

Das Prinzip hinter den Filialen ist einfach. Ziel ist, möglichst schnell, viel Geld an dir verdienen. Daher wirst du auch so schnell am Schalter abgefertigt. Es legt wohl niemand dort oder im ganzen Herstellungsprozess Wert darauf, dass du dich gut beim Essen, davor oder danach gut fühlst. Solange du dich nicht beschwerst und das Geld brav rüberwachsen lässt, bist du der perfekte Kunde.

Sie würden dir nasse Pappe mit Gewürz als Aktionsprodukt verkaufen, wenn kein Shitstorm drohen würde... und dieses Gourmet-Special, solange die Pappe Profit macht, regelmäßig ausrollen. Du würdest es wahrscheinlich sogar einmal probieren.

Da Burger, Sandwich, Muffin und Konsorten überall und immer gleich schmecken müssen, bleibt nicht viel Spielraum für frische Zutaten. Die Qualität ist bescheiden, es macht daher auch nicht lange satt.

Das beste Argument gegen Fast Food wirst du jetzt lesen: die Kundschaft.
Schau dir das Publikum dort an. Willst du einer von denen sein? Findest du die dort sexy? Willst du auch so eine aufgequollene Nacktschnecke sein, der jemand den Gnadensalzschuss geben sollte? Es sind nicht gerade Leute, die besonders gut aussehen und fröhlich wirken. Setz dich als abschreckendes Beispiel 20 Minuten vor eine Fast-Food-Bude und schau dir die Menschen an, die raus- und reingehen... Freakshow. Fast Food hat sich seinen schlechten Ruf hart erarbeitet. Für uns heißt

es nicht schnelles Essen, sondern schnell vergessen. Fast Food is bad mmmkay?

Ich gebe es zu, die Kaloriendichte für den Preis ist beeindruckend. Wenn du an drei Hamburgern knabberst sind wir bei etwa 840 Kalorien, und das zu einem Tageskurs von wenigen Euro. Solltest du jedoch nicht am Hungertuch nagen, such dir lieber etwas anderes zum Nagen. Nur das Essen wäre ja das eine, nun kommen noch die Softdrinks, die zum klassischen Fast-Food-Menü dazugehören... würdest du einen solchen Riesenbecher Wassereis ohne schlechtes Gewissen nebst deinem eigentlichen Essen schlucken? Mit einem Becher Cola landen wir bei 960 Kalorien. Das dürfte die Hälfte deines Tagesbedarfs sein!?

Dazu bekommst du noch eine Apfeltasche geschenkt, weil das Wechselgeld falsch war... oh je.

Hallo Pausbacke, da bist du ja wieder.

Irgendwann wird es dir zu anstengrend, immer gesund und bewusst zu essen? Du würdest gerne abnehmen, aber frische Sachen schmecken dir zu langweilig? Dass dir Essen Spaß macht, ist offensichtlich, das sieht man dir an. Dass du dich nicht an Sellerie und Karotten fett gefressen hast, setze ich voraus. Die rohen Fakten sind: Du isst gerne und viel. Dies können wir bei unserer Diät zu unserem Vorteil nutzen. Da wir in einem sehr spannenden Zeitalter leben, ist im Endeffekt jedes Lebensmittel immer verfügbar, du musst nur zugreifen. Es dauert zwar ein bisschen, aber es ist nur nötig, dass du dir den Geschmack von frischem Obst und Gemüse angewöhnst, im Gegenzug den Fast-Food-Tran abgewöhnst. Das ist eine Umstellung, wird aber 100% funktionieren. Du bist bestimmt nicht DER Mensch, der gegen Gemüse aller Sorten allergisch ist.

Wir müssen nur das Junkfood mit einer gesünderen Alternative ersetzen. Hast du am Band an der Supermarktkasse schon mal traurig auf deine Fertigpizza geschielt, während die Pfeife hinter dir Ingwer und Orangen auf das Band gelegt hat. Währenddessen im telefonischen Dauerdialog mit einem Sternekoch oder zumindest einem begeisterten Kochpartner. Da fühlt man sich wie ein Mensch zweiter Klasse. Das kannst du aber auch. Zum Übergang machst du dir deine eigene Pizza mit frischen Zutaten und Vollkornmehl oder als Burger das gleiche in grün.

Im Rahmen von heimlichschlank wollen wir uns als Endziel ausschließlich von lebendigen Lebensmitteln ernähren. Mein Rat lautet zuerst: nachkaufen, nachkochen, neu genießen. Also deine Lieblings-Fast-Food-Gerichte einfach zuhause mit einer gesünderen Alternative nachmachen. Es ist doch so: Wenn etwas Freude macht, geht es einfach von der Hand. Bleib einfach bei dem Gericht, das du magst, aber mach es besser.

Sich das Fast Food abzugewöhnen dauert, funktioniert aber. Versuchen, Probieren, Spaß haben. Versuche neue Rezepte aus. Probiere einmal pro Woche ein Gericht, dass du so nicht kennst, aber gesünder ist als das Zeug, das du sonst isst. Hab Spaß beim Entdecken.

Sorge für Unterhaltung. Naheliegend ist es natürlich, dass man hier Freunde und Familie, die auf einem ähnlichen Weg sind, einlädt. Wer lieber alleine entspannt, schaut einen Film beim Kochen oder hört ein spannendes Hörbuch.

Kreativ werden! Im letzten Schritt kannst du auch mal deine ganz eigenen Rezepte kreieren. Wenn du nur für dich kochst, kriegt auch niemand die Fehlschläge mit. Wenn du einen Volltreffer landest, hast du etwas zum Angeben beim nächsten Brunch. So kreierst du neue Burger-Kombinationen oder eine verrückte Pizza-Alternative.

2.19 Frustfressen oder krankhaftes Essen

Essen ist mehr als reine Energiequelle. Es ist Gesprächsstoff, Beschäftigung und sogar Zufluchtsort. Während die beiden ersten Eigenschaften bei sozialen Anlässen durchaus nützlich sind, ist letzteres fast das genaue Gegenteil. Wenn man sich alleine fühlt, wenn Essen den Trost spenden muss, den man sich von anderen Menschen wünscht.

Das Thema Frustfressen ist blöd, weil es nur schwer zu meistern ist.

Das Gefühl, wenn man für wenige Minuten im Salz-Zucker-Rausch ist, lässt einen aufgehoben und lebendig fühlen. In diesen Augenblicken hast du dein Leben im Griff, bist der Captain deiner Enterprise.

Obwohl du weißt, dass das Essen zu viel und zu ungesund ist, nimmst du Minuten immer wieder mit. Schließlich rauchst du nicht und trinkst auch keinen Alkohol. Irgendwas Destruktives braucht jeder Mensch, heißt es doch.

Frustfressen birgt Probleme und Gefahren. Dein Essverhalten ist krankhaft, wenn es dich krank macht. Wenn dich der Salzschock nicht einschlafen lässt, weil die Brust hämmert. Wenn du nicht stillliegen kannst, weil du dich so fett fühlst. Wenn du noch ein paar Kalorien verbrennen möchtest, schlussendlich schlaflos im Bett liegst und zappelst. Da kribbeln die Beine, da hämmern die Vorwürfe.

Schlechte Stimmung führt dich zum schlechten Essen - Rausch! Das schlechte Essen führt zu schlechtem Gewissen. Frust verursacht Fressen und Fressen sorgt für Frust. Es ist ein schwieriger Kreislauf, der gebrochen werden muss und kann.

Dass es wichtig ist, die eigentliche Ursache des Problems anzugehen, muss ich nicht erwähnen. Das weißt du. Oft es einfacher, erst die zweitrangigen Probleme zu lösen. Hier: Frustfressen. Dabei geschieht eine Kombination aus Reizüberladung und kompletter Ablenkung. Beides sind lösbare Probleme, wenn man sie einzeln und nüchtern betrachtet.

Dein Körper wird mit Essen derart betäubt, dass jeder seelische Schmerz zweitrangig ist. Dabei bist du so überfordert, dass deine Umwelt ausgeblendet wird, weil du mit dem Essvorgang so abgelenkt bist. Dein Bauch ist voll, die Zunge brennt, das Herz rast, der Körper ist mit etwas anderem als deinen Problemen beschäftigt.

Hilfe und Mittel gegen Frustfressen können ebenfalls beim Thema Essen gefunden werden.

Während man die Geschmacksknospen mit gesunden, also lebendigen, Lebensmitteln kaum derart überanspruchen kann, bietet Essen immerhin die Möglichkeit sich komplett abzulenken und Erfolgserlebnisse zu schaffen. Meditativ Gemüse schneiden wirkt wie Yoga. Dabei kannst du dich anfangs, wenn die Stimmen im Kopf allzu sehr nörgeln, noch mit Fernseher oder Musik beschallen.

Wildes Rumwerkeln an 4 Pfannen und 2 Töpfen lässt dir keine Sekunde zum Nachdenken. Wenn du vom Konsumenten zum Produzenten wirst, werden zwar nicht die gleichen Reize stimuliert, aber du bist mit etwas beschäftigt, das dich vom Grübeln abhält.

Hier muss jedoch Vorsicht walten: keine Festtagstorte backen, sondern einen Cupcake. Sinn der Übung ist nicht, dass du dich mit etwas anderem vollfrisst: nicht einen Topf Nudeln abkochen und dann mit Ketchup abpumpen. Aus dem Frustfressen soll zumindest ein Frustkochen werden, eine Herausforderung. Das Ziel ist, aus dem Frustfressen ein Genussessen zu machen, dass du in einer Beschäftigung aufgehen kannst, die dich ablenkt und glücklich macht. Der erste Schritt kann dabei auf dem Weg in der Küche liegen.

Wie wäre es damit: Da ich immer wieder ein gutes Gefühl habe, wenn ich etwas erschaffe, kannst du deine Beziehung zu Essen auch künstlerisch verwerten: neue Rezepte entwerfen, Bilder malen oder auch neue Welten von Geschmackskombination entdecken. Wie früher als du ein Kind warst: wild matschen, die Zutaten wie Fingerfarbe sehen.

2.20 Gefährliche Produkte oder verstecke Kalorien

Im Stile über-motivierter Türsteher sagen wir: *du kommst hier nicht rein!* Mund zu. Ihr müsst draußen bleiben wie Hunde aus Kaufhäusern.

Ich vermute, dass du artig auf eine ausgewogene, gesunde Ernährung achtest. Es gibt aber dennoch viele Lebensmittel, bei denen du es eigentlich gut meinst, die aber mit Bedacht portioniert werden sollten. Vielleicht sogar komplett gestrichen werden müssen. Sie sind vermeintlich gesund, weil sie etwa in einem Ökoladen gekauft wurden, wenig Kalorien haben oder natürlich sind. Nichtsdestotrotz hindern sie dich in diesen Tagen am aktiven Abnehmen.

Während du heimlichschlank wirst, solltest du nach dem Stop-and-Go-Prinzip verfahren, damit dein Gewichtsverlust nicht in einer Sackgasse endet. Grüne Lebensmittel gehen immer: findest du im Bereich 1000-

Kalorien-Tagesplan. Rot: sollte während heimlichschlank komplett gestoppt werden. Es sind absolute Sünden. Chips, Pizza, Fertiggerichte, Kuchen.

Du kannst vielleicht richtig rechnen, aber zählst deinen Kalorieninput dennoch falsch. Das bekannteste Beispiel der unnützen Kalorien, Fruchtsäfte und Softdrinks, haben wir schon besprochen. Diese Süßigkeiten in Flüssigform machen nicht satt und befriedigen nur für sehr kurze Zeit, sie sind für viele Menschen versteckte Kalorien, aber für alle Menschen unnötige Kalorien.

Du bist dir mittlerweile bewusst, wie die Kalorienverteilung deiner Standardgerichte im Groben ausschaut, aber irgendwie hat der Gewichtsverlust dennoch nicht die erwarteten Ausmaße? Dann sind meist versteckte Kalorien, die einfach vergessen wurden, der springende Punkt.

Versteckte Kalorien landen direkt auf deiner Hüfte, weil du sie einfach nicht mitzählst.

Da du Gewicht verlieren möchtest, solltest du die kleinen Sachen, die ein Gericht nicht entscheidend bereichern, einfach mal streichen. An die denkst du beim Kalorien zusammenzählen nämlich nicht immer.

Die verstecken sich meistens unter der Gabel. Du willst doch immer noch abnehmen! Wenn diese kleinen Zugaben dein Leben wirklich erst lebenswert machen, kann ich dir nur eins sagen: Das Übergewicht ist nicht dein großes Problem... Ernst beiseite. Sollten diese Zusätze dein Leben tatsächlich bereichern, behalte sie bei.

Beispiele für unnötige und versteckte Kalorien: Milch & Zucker im Kaffee (wirkt auch ohne diese Dickmacher), Ketchup & Mayo auf Pommes (tut es wenigstens die Hälfte?), Butter oder Margarine unter Belag auf Brot (Nutella, Brotaufstrich, Käse haben ja eigentlich schon genug Energie), Schuss Sahne in der Suppe oder Soße (mehr Gewürze oder Einkochen, dann schmeckt es auch ohne), Röstzwiebeln auf dem Hotdog, extra Belag auf der TK-Pizza (ganz abgesehen von der Pizza), Bonbon aus Zucker, Alkohol beim Essen, Honig im Tee, Zucker im Müsli...

Ertappt? Dann geht es jetzt weiter...

3. Bewegung

Geh endlich oder kurz über die Bewegung: Bewegung ist wichtig. Sie bringt neben den verbrannten Kalorien gute Laune und den Respekt vor der aufgewendeten Energie. Man spürt, wie wenig Kalorien für große Anstrengungen benötigt werden. Wichtige Gedankengänge, wenn man eine Diät schaffen möchte. Die harte Arbeit, der quälende Sport, der meist einen ernüchternden Kalorienverbrauch mit sich bringt, setzt die Schlemmerei und Schummelei bei der Ernährung in eine gesunde Relation: Der Körper arbeitet sehr effizient und braucht daher keine zusätzlichen Kalorienbomben. Wenn man über die Stränge schlägt, braucht es harte Arbeit, diese Fehler wieder auszubügeln.

Im Laufe der Diät, wenn du immer dünner bist und es somit immer schwerer wird, das Kaloriendefizit zu erreichen, tritt die Bewegung immer weiter in den Vordergrund. Daher ist es ein Ziel im Laufe der Zeit fitter und schneller zu werden. Es muss halt weniger Masse bewegt werden.

Immer langsam mit den jungen, fetten Kühen. Es gilt leicht anzufangen, eine Grundfitness aufzubauen. Wärst du ein Pokemon würdest du als Relaxo anfangen und zum Maschok hinarbeiten. Da die Anstrengungen der Bewegung sehr subjektiv sind, lassen wir hier zählbare Kalorien außen vor. Es ist zu willkürlichWas sie als leichte Anstrengung sieht, bringt ihn kurz vor den Herzkoller und uns nicht weiter.

Anfangen und Aufraffen

3.1 60 Minuten jeden Tag oder Pflichtprogramm

Eine unserer Grundlagen ist, tägliche Bewegung in deinen Tagesablauf einzubauen. Leider sind wir wir dicken Deutschen viel zu faul geworden. Die Bürostühle sind zu ergonomisch, die Sofas zu bequem und die Betten zu groß. Da bleibt der moderne Mensch im

Ruhezustand. Bis jetzt...

Wer schön sein will, muss bekanntlich leiden, und da Sport Mord ist, kombinieren wir mal: du wirst dich quälen müssen. Um die Geschichte mit der Bewegung nicht zu verkomplizieren, bekommst du hier kein Workout, das auf deine vermeintlichen Problemzonen zugeschnitten ist. Die macht man drei mal, dann ist die Motivation wieder weg. Es geht viel sinnvoller.

Es fängt mit einer Zeitansage an: jeden Tag 60 Minuten! 60 Minuten Bewegung am Stück.

Wer am Tag keine 60 Minuten Freizeit hat, hat andere Probleme als das Übergewicht. Die Zeit musst du dir gegebenenfalls nehmen, oder deine Freunde und dein Partner müssen mitziehen. In dieser Stunde dauerhafter, durchgängiger Bewegung ohne Kaffee-Kränzchen und Verschnaufpause hast du viel Freiraum. Wichtig ist, die angepeilte Anstrengung zu halten.

Ich empfehle Einsteigern, mit dem Gehen anzufangen, dann zum Laufen über zu... schneller gehen. Das ist nicht nur immer und überall umsetzbar, man entwickelt sich konsequent weiter. Am Anfang besteht die Bewegung vielleicht aus viel gehen, wenig laufen, diese Verhältnis ändert sich bei steigender Fitness.

Dein Körperzustand muss sein: **leichtes Schwitzen, Atmung schneller, nicht keuchend**. Das soll schon anstrengend sein. Wenn du nach deiner Bewegung angenehm durchgeschwitzt bist und am nächsten Tag weitermachen kannst, war es genau richtig.

Die Bewegung hat neben dem zusätzlichen Kalorienverbrauch einen weiteren Vorteil. Sie befreit dich aus deinem Alltagstrott, du hast Zeit deine Gedanken zu ordnen. Außerdem: Wenn du eine Stunde unterwegs warst, überlegst du es dir zwei mal, diese Leistung durch 30 Sekunden Schokolade in den Schlund stopfen kaputt zu machen.

3.2 So klappt es oder Motivation für die tägliche Bewegung

Du hast Probleme in einen gesunden Bewegungsrhythmus zu kommen, du kannst dich einfach nicht aufraffen? Wir geben Ausreden keine Chance!

Wenn dein Spiegelbild eine Veränderung braucht: Bevor man die Schuhe schnürt, braucht es einen Grund, um sich überhaupt Sportschuhe zu kaufen. Schön (oder erschreckend, je nach Grad der Morgenmuffelei): Dieser Grund steht jeden Morgen in deinem Badezimmer, bereit um dich zu motivieren. Der Mensch im Spiegel hat eine Veränderung nötig? Dann hast du einen guten Grund zur heutigen Bewegung.

Das Gesetz der Vögel: Wer fängt den Wurm? Genau. Um dir gar nicht erst die Chance zu geben, gute Ausreden zu finden, warum Bewegung heute so gar nicht in den Tag passt, gilt das Gesetz der Vögel.

Heißt: früh raus und ackern.

Nach dem Blick in den Spiegel und deinem Morgenlauf ist der anstrengende Teil vom Tag auch schon geschafft, das ist doch mal eine gute Ausgangslage für einen erfolgreichen Resttag.

Keine Chance dem Alltagstrott: Du hast morgens tatsächlich keine Zeit und könntest deine Gründe bei Bedarf schriftlich belegen? Trotzdem keine Ausrede, die Bewegung heute wieder zu schwänzen. Es ist schwer, sich nach der Arbeit aufzuraffen. Aber: Am Morgen hast du eine ruhige Kugel geschoben, da waren andere Vögel fleißiger, also musst nach Feierabend ran. Wenn du ankommst, musst du dich direkt umziehen. Bequeme Sportsachen sofort anziehen, das richtige Entspannen kommt bald. Dein Sofa ist noch Sperrbezirk, sogar für die berühmten *nur ein paar Minuten.* Kopf runter und ab mit dir. Wenn dir alles weh tut, gehst du eben in deinen Laufsachen spazieren. Das nennen wir einfach walken, dann passt das auch mit dem kleinen Erfolgserlebnis. Vielleicht wird aus dem schnellen Spaziergang sogar ein Sprint.

Das will ich haben: So wie man Gründe zum Anfangen braucht, sollte man auch Zwischenziele erreichen. Es gilt, sich Ziele zu setzen, die in absehbarer Zeit erreichbar sind. Während du auf die Bestellbestätigung deiner ersten Laufschuhe wartest, ist es etwas übereilt, schon deine Siegerpose vom nächsten Stadt-Marathon im Spiegelbild vom Computerbildschirm zu üben. Als Anfänger ist es gutes Ziel 5 km oder 30 Minuten am Stück, also ohne Gehpause, zu laufen. Wie lange brauchst du dafür? Schick mir ne E-Mail! Die Ziele werden immer wieder erweitert und ausgebaut, sollten aber stets realistisch bleiben.

3.3 300/365 aktive Tage oder Fitnessplan für Sonderschüler

Das Prinzip vom Abnehmen ist nicht schwer. Rs muss einfach mehr Energie raus, als Essen rein. Fett wird verbrannt, wenn du mehr Kalorien brauchst, als deine Nahrung liefert. Dann werden das Doppelkinn und die Reiterhosen als Energiequelle genutzt und schrumpfen endlich. Nun könnte man das in der Theorie durch ein sehr striktes Essverhalten erreichen, einfacher, entspannter, gesünder und empfehlenswerter ist aber die Ergänzung einer guten Dosis Bewegung.

Sport ist schön und gut, das Prinzip einfach, das Verständnis bei niemandem das Problem. Irgendwann weiß man, sogar du und ich, wie man auf einem Fahrrad strampelt oder beim Joggen den einen Fuß vor den anderen setzt.

Aber die Motivation...

Wer dies liest und vor dem Jahreswechsel steht, ist fein raus, alle anderen bekommen aber auch keine Ausrede. Der Plan ist: Dieses Jahr ist unser Ziel an 300 von 365 Tagen eine 60-minütige Aktivität durchzuführen. Es ist klar, dass man mit einem solchen Pensum nicht immer hart sprinten oder jedes mal lange Strecken in Angriff nehmen kann.

Was als sportliche Einheit zählt, ist unterschiedlich. So muss sich jeder selbst evaluieren. Wer richtig fett ist, darf schnelles Watscheln als Sport verbuchen, abhaken und abheften. Ein Schwabbel darf Fahrradfahren zählen. Wer nur noch die letzten Pfunde loswerden möchte, sollte mit Joggen anspruchsvoller werden. Anderthalb Stunden mit der Freundin durch den Park zu schlendern, Coffee-To-Go in der Hand zählt nicht. Fang bitte nicht jetzt schon mit den Ausnahmen an!

Ziel jeder Einheit ist, ein wenig ins Schwitzen zu kommen und eine schnellere Atmung. Keuchen und rote Schädel sind nicht nötig. Richtzeit ist immer unsere berühmte Stunde. Wenn du die letzten Minuten im Schneckentempo schleichst, ist das am Anfang in Ordnung.

Das liest sich nach viel zu viel, da sind Verletzungen vorprogrammiert, so viel Zeit hat niemand!?! Nein.

Wir wollen leichten, entspannten Sport, dies hat viele Vorteile. Als erstes denken wir Fettsäcke natürlich an die Kalorien. Bei einer fleißigen Einheit kann man dann schon mit einer Tafel Schokolade rechnen, die man sich von den Hüften schwitzt. Weiter geht es mit Herz-Kreislauf, die gestärkt werden bzw. in Gang kommen. Der aktive Lebensstil macht dir dann auch bewusst, wie viel Bewegung du aus einer Handvoll Chips ziehen kannst, diese lässt man dann eher stehen. Zuguterletzt ist es eine schöne Sache, um runterzukommen und sich ein Stündchen pro Tag seines Körpers bewusst werden, abzuschalten und Stress abzubauen. Davon hast du schließlich genug.

Das straffe Programm will natürlich kontrolliert werden. So schnappst du dir deinen Kalender oder Planer, daneben legst du rote 300 Sticker. Im Fachhandel findest du runde Aufkleber oder lachende Gesichter. Jeder Tag, an dem du aktiv warst, darf beklebt werden. Da wird einem der eigene Ehrgeiz nochmal verdeutlich und man kann nach ein paar Wochen voller Stolz durch die beklebten Seiten blättern.

Kalender raus! Du nimmst entweder das neue Jahr oder ziehst dein Bewegungsjahr einfach mit in das nächste. Pro Woche planen wir mit einem freien Tag. Heute ist Tag 1 der Bewegung.

3.4 Bitte geh jetzt oder lauf, Fettie, lauf

Geh, mein Kind, geh! Gehen ist gesund, du bist nur zu faul. Der Mensch kann stolz sein, wir haben über 5 Millionen Jahre gelernt, wie man aufrecht geht. Ach, was waren unsere Vorfahren fleißig. Sie haben gekämpft, damit du auf zwei Beinen gehen kannst. Das alles, willst du nun zu Nichte machen? Die ganzen Evolutionsschritte rückgängig machen?

Gehen bringen uns schon unsere Eltern bei. Wir könnten tatsächlich alle durch die Gegend krabbeln, das macht aber niemand. Gehen ist eben effektiver und unsere langen Stelzen eignen sich perfekt für große Schritte. Dass man bei jeder Bewegung Kalorien verbraucht, ist kein Geheimnis. Dass du mit Gehen auch wunderbar abnehmen kannst, war dir vielleicht nicht bewusst.

Warum Gehen ideal zum Abnehmen ist? Weil du es kannst.

Man muss kein Gangsterrapper sein, um zu wissen, dass die Straßen hart sind. Wenn du den Wackelpudding, der deinen Körper umgibt, abschütteln willst, kannst du dir diese Straßen, diesen Asphalt zu Nutze machen.

Du kannst auf deinen zwei Beinen gehen. Statt überall hinzufahren, solltest du das ausnutzen. Ob fett oder dick, mollig oder rollig... gehen kann jeder von uns. Das fängt beim Spaziergang, um Freunde zu besuchen (oder wie ich bereits bei den Einkaufstipps zum erfolgreichen Abnehmen erwähnt habe, beim Gang zum Supermarkt) an und endet beim abendlichen Auslaufen. Du kannst mit einem kleinen Spaziergang beginnen und nach ein paar Wochen bist du schon fit für deine erste Wanderung.

Mittagspause? Freie Zeit? Raus mit dir! Beim Laufen verbrennst du pro Stunde dutzende Kalorien, der Verbrauch ist natürlich neben dem bewegten Körper noch von vielen anderen Faktoren abhängig.

Es ist aber ein guter Grund statt der Seifenoper noch ein Stündchen raus zu gehen. Noch besser: Lass den langweiligen Film sausen, ist doch eh eine Wiederholung. Heute gibt es mal zwei drei Stunden Bewegung. Dein Kopf wird nochmal klar, dann schläft es sich auch besser.

Zwischen Laufen und Gehen gibt es einen gravierenden Unterschied. Gehen ist die gemütliche Variante, bodenständiger. Beim Laufen hebt man vom Erdboden ab, springt. Wer zum Übertreiben neigt und Gläser immer halb voll sieht, kann sogar sagen, dass man fliegt. Beim Gehen hat ein Fuß stets Kontakt mit dem Boden. Das ist doch mal wissenswert.

Gehen ist die perfekte Vorbereitung für richtigen Sport, auch dort wollen erst mal kleine Brötchen gebacken werden. Dass gute Beinarbeit wichtig ist, weiß nicht nur das Militär. Marsch! Wenn du für einen schicken Körper kämpfst, solltest du möglichst oft gehen und dann laufen.

Die logischste Sportart, um den Energieverbrauch, den Kalorienverbrauch hochzuschrauben, ist Laufen, also schnelleres Gehen. Als Babys arbeiten wir auf das Ziel hin, aufrecht zu gehen. Mit dem Führerschein, dem ersten Auto, den Fahrstühlen, den S-Bahnen und Rolltreppen wird leider genau dieses Gehen vernachlässigt. Das ist traurig.

Nicht mal du faule Socke wirst es verlernt haben. Ähnlich wie es bei den Geh-Anfängen war, die sooo niedlich aussahen, ist es nun auch beim Laufen. Erstmal halblang. Du wirst keine 5 Minuten am Stück durchhalten, es wird nicht niedlich aussehen, aber das macht ja nichts.

Das Tagesziel muss immer eine Bewegung von einer Stunde sein. Der erste Schritt ist dabei raus aus der Wohnung, rauf auf die Straße. Der Anfang ist jeden Tag gleich: gehen, laufen, schnaufen und wiederholen. *Und Hepp*, wieder von vorne. Die Straßen sind bekanntlich heiß, also nie stehen bleiben. Straßenarbeit!

Wenn du nicht mehr laufen kannst, geh weiter, Alter!

Mit Sport hattest du eigentlich nie was am Hut, aber dir ist klar, dass du immer dicker wirst. Dich immer träger fühlst und es so nicht weiter *gehen* kann? Du kannst dich trotzdem nicht aufraffen? Der Volkssport Joggen klingt für dich gar nicht verlockend? Da es aber reichlich Vorteile gibt, die man durch regelmäßiges Laufen/Gehen/Joggen/Rennen/Walken bekommt, möchte ich dir deine erste Laufrunde schmackhaft machen.

Frische Luft bringt gute Laune. Du kannst schon gehen, der Einstieg ist also schon gemacht, du musst nichts lernen, einfach nur schnell werden. Es gibt keine räumlichen Beschränkungen, es ist überall und jederzeit möglich. Du musst nicht mal das Haus verlassen, wer sich kein Laufband leisten kann oder will, läuft wie ein Knacki von einer Wand zur nächsten. Dein Training nützt dir im Alltag: Endlich mal zur Bahn rennen und dabei sexy aussehen... und als Bonus die Bahn sogar erwischen! Es gibt nur deine Geschwindigkeit, die Intensität lässt sich ganz einfach steigern und wieder zurückfahren. Es keine langatmige Einführung notwendig, du brauchst keinen Trainer, den Einstieg schafft jeder. Apropos jeder... fast jeder läuft, daher hast du Abwechslung und Motivation durch Lauftreffs, Stadtläufe und andere Wettkämpfe. Beim Laufen macht man *laufend* Fortschritte und hat sichtbaren Erfolg. Es gibt schnell etwas vorzuzeigen, die Ergebnisse: grazile Beine, Apfelarsch, keine Hühnerbeine, kein Elefantenarsch für dich. Laufen ist die Einstiegsdroge für angehende Sportjunkies. Laufen als Rauschmittel.

3.5 Das richtige Lauftempo oder Schnecke spielen

Laufen und Gehen machen am meisten Spaß, wenn man damit fertig ist. Wenn man gemütlich an die Haustür trottet, mit Glücksgefühlen überschüttet, mit Stolz erfüllt, weil man heute wieder fleißig war. Laufen kann auch während des Sports erträglich sein, wenn man das richtige Tempo fährt.

Als mittlerweile langjähriger Läufer bin ich endlich bei einer sehr guten Technik angekommen. So klappt es mit der Fettverbrennung besser, so wird der dicke Bauch verscheucht. Kurz und einfach gesagt: immer mit der Ruhe.

Besonders Laufanfänger neigen zum Überheizen. Sie sind einfach zu schnell und übertreiben. Die einen sind ganz begeistert, dass sie das Rennen seit der Schulzeit nicht verlernt haben, die anderen wollen möglichst schnell zurück auf die Couch. Für das Abnehmen mit heimlichschlank ist das nicht empfehlenswert. Dein Lauftempo sollte so langsam sein, dass du die Beine schon am nächsten Tag wieder gebrauchen kannst. Dann geht das Elend nämlich weiter, dann steht wieder eine Einheit auf dem Plan.

Ziel ist das richtige Tempo, um abzunehmen, nicht um Muskelkater zu bekommen. Wir wollen länger und langsamer Sport machen. Dabei wird ähnlich viel (oder wenig) an Kalorien verbraucht, wie bei einer kurzen und harten Einheit, dein Körper wird aber weniger in Anspruch genommen. Die anderen Dicken können gerne an dir vorbei sprinten, inklusive roter Birne, mit Atemnot und schnaufend wie Ochsen. Du joggst derweil gemütlich und langsam, wie ein Fußballspieler, der sich warm macht.

Ich laufe immer die gleiche Strecke, einen Trimm-Dich-Pfad bzw. Trimm-Dicke-Pfad, dort sieht man ständig die gleichen runden Gesichter.

Und leider auch viele männliche Spandex-Höschen-Träger. Was mir aufgefallen ist, als die Kilos bei mir gepurzelt sind: Viele Leute waren mehrmals pro Woche beim Keuchen zu sehen, aber von Abnahme nicht die Spur. Wo da das genaue Problem liegt, kann ich per Ferndiagnose zwar nicht sagen, gemein hatten alle Dickschädel den hochroten Kopf, der wütenden Zeichentrickfiguren gleicht und eine Atmung, die gut zu einem Darth Vader Doppelgänger passen würde. Dieser Laufstil war für diese Personen schlicht viel zu anstrengend.

heimlichschlank basiert zu 100% auf Selbstversuch. Da ich die Sachen ja gerne anders mache, bin ich einfach mal extra langsam gelaufen. Es war ein Schneckentempo, bei dem die dicken Hintern nur so an mir vorbeigeflogen sind. Es ist ein Unterschied wie Tag und Nacht: Keuchlaufen und Relaxlaufen. Daher hier kurz meine Erfahrungen bezüglich deren Unterschiede.

Vorteil: Schnell rennen und keuchen macht mehr Spaß, der Muskelaufbau ist schneller sichtbar. Am nächsten Morgen schmerzen Gelenke, aus gesundheitlichen Bedenken lässt man mal einen Tag sausen. Der Nachteil ist daher: unterm Strich weniger Sport pro Woche.

Beim langsamen Laufen: nimmt mehr Zeit in Anspruch, man macht deutlich länger Sport pro Woche oder muss machen. Die Fettverbrennung ist höher. Ich wurde zügiger dünner, der Bauch kleiner bzw. definierter. Der nächste Tag ist schmerzfrei, also keine Ausreden parat. Laufschuhe wieder schnüren.

Schnell oder langsam? Einfache Entscheidung, da es laaangsam den größten Schritt auf das Ziel zu geht, nämlich dünn werden. Wir wollen beim Stadtlauf im nächsten Monat nicht die Kollegen abhängen oder mit den Waden Kokosnüsse knacken. Wir wollen jeden Tag abnehmen. Das funktioniert am besten mit täglicher Bewegung, die muss dann eben langsamer sein.

Da wird man schon mal von rüstigen Rentnern überholt werden. Das ist im ersten Moment unangenehm. Ein Sprint kommt in den Sinn, juckt in den Beinen, um es dem alten Knacker mal so richtig zu zeigen. HA-HA, ÄTSCHIBÄTSCH! ICH BIN SCHNELLER!

Das richtige Tempo ist so langsam, dass du den Großteil der Strecke noch durch die Nase atmen kannst. So langsam, dass du deinem (imaginären) Laufpartner deine Abendgestaltung schmackhaft machen kannst. Mehr als die Hälfe der Strecke soll ohne Mundatmung zu schaffen sein.

Warum? Weil Training und Abnehmen heute nicht enden, weil du keinen Wettkampf läufst und dich auch niemand bezahlt, wenn du schneller fertig bist. Du läufst derzeit nur, um deinen Körper an Bewegung zu gewöhnen oder die Fitness zu steigern, damit das mit dem Abnehmen weiter läuft.

Mund zu, es zieht! Die Atmung wird bei unserer Lauftechnik komplett mit der Nase… durchgezogen. Durch das langsame Laufen halten wir automatisch länger durch. So steigt der Kalorienverbrauch im Endeffekt sogar.

Wer jetzt denkt, dass es ja kein richtiger Sport ist, weil man nicht aus der Puste ist… keine Sorge, auch hier schwitzt man gehörig und merkt, dass man etwas getan hat. Ob ein Effekt wissenschaftlich bewiesen ist, ist bei diesem Abnehmtrick: mir doch egal, Hauptsache es klappt. Alles, was ich empfehle, hat bei mir funktioniert, also bitte nachmachen.

Das langsame, stetige Tempo ist vielleicht nicht das Optimum für die Fitness, ständig von anderen, dickeren Läufern überholt zu werden, ist nicht perfekt für das Ego, für unsere Zwecke ist es aber ideal…

Deine Muskeln können sich so an dem Fett gütlich tun und bei gleichmäßiger Geschwindigkeit regelmäßig nachschlagen. Langsam laufen schont die Knochen, die bei Dicken ohnehin sehr beansprucht und in die Mangel genommen werden. Ein weiterer Pluspunkt: Es sieht bestimmt mächtig lässig aus, wenn man da dermaßen gemütlich durch die Gegend joggt.

3.6 Kleine Tipps oder Verbrennung im Alltag

Wenn du deiner Diät einen kleinen Tritt in den Arsch verpassen willst, solltest du aus jeder Situation den maximalen Kalorienverbrauch rausholen. Es sind bekanntermaßen die kleinen Dinge, die den Unterschied machen. Sie machen nicht den direkt Unterschied zwischen Normalgewicht und Mondgesicht aus. Aber sie sollten diese elende Diät zumindest verkürzen. Ehrlich: so gut amüsieren wir beide uns hier nicht. Wir sind noch keine Speckbusenfreunde geworden, wir freuen uns beide auf dein Zielgewicht, wenn wir wieder unsere Ruhe haben...

Ich möchte dir kurz und knackig ins Gedächtnis rufen, dass überall Hilfsmittel zu finden sind, durch die du ein Schrittchen auf dem richtigen Weg machst. Wir wollen uns den Alltag quasi erschweren, damit der Körper ein bisschen Fett anzapfen muss. Jeder unbequeme Aufwand ist genau richtig. Wo du normal genervt geschnauft hättest, gibt es jetzt ein Himmelhochjauchen. *„Juchuuu! Ich hab meinen Geldbeutel vergessen, ich darf noch mal alle 3 Stockwerke hoch und ich darf sogar 2 Stufen auf einmal nehmen und mich richtig beeilen, weil ich spät dran bin. Ich bin so ein Glückspilz!"* So zumindest die Theorie.

So kannst du morgens direkt nach dem Aufstehen ein paar Übungen machen, um den Kreislauf in Schwung zu bringen, dann brauchst du auch nicht Kaffee mit Milch trinken, die Pumpe dankt es.

So kannst du Richtung Arbeit jeden Umweg gehen. Beim Telefonieren mit dem Chef baust du die Aggressionen mit ein paar mal im Kreis Runden drehen und dabei Faust schwingen wie Dagobert Duck ab. Das Mittagstief bekämpfst du mit Beugen und Biegen, das löst Anspannungen vom stressigen Tag und tut gut. Während zuhause das Teewasser kocht, spielst du Schattenboxen mit deinem Spiegelbild im Fenster. Wenn dein Partner heimkommt, machst du Freudensprünge.

Es ist hilfreich, wenn man sich diese Grundidee verinnerlicht und eigene Übungen in Alltag sucht. Das fängt beim Prinzip stehen statt sitzen an, endet bei deiner Bewegungsfreiheit.

Gymnastik oder Übungen beim Fernsehen: Wer sich beim Fernsehen nicht auf einen Heimtrainer setzen möchte, sollte zumindest die

Werbepausen nutzen. Das sind ein paar Minuten in denen man die Muskeln ärgern kann. Es bieten sich Liegestütze, Sit-Ups oder auch Dehnübungen an. Zum Kühlschrank gehen ist keine Übung!

Fahrstuhl fahren statt Treppen steigen: Ob zuhause, bei der Arbeit oder im Krankenhaus... Treppen sind eines der besten Fitnessgeräte im Alltag. Jede Fahrstuhlfahrt ist Verschwendung.

Weit weg vom Supermarkt, Wohnung, Arbeitsplatz parken: Das sind wenige Meter, die sich über längeren Zeitraum summieren, Kleinvieh eben. Wenn sie nicht gerade dunkel und verlassen ist, kann man einfach in der hintersten Ecke vom Parkplatz parken.

Sei mal wieder hilfsbereit: Hilf deiner Mutter beim Umräumen, die Dame hat doch immer eine Idee. Da kannst du fleißig Kilometergeld sammeln, wenn du einen Sessel von A nach B nach A nach C nach B und wieder auf A rücken darfst. Dort stand er eh am besten.

Gib dir Mühe: Kleine Anstrengungen sind nie verkehrt. Deck den Tisch alleine, trag der alten Nachbarin die schweren Tüten vor die Tür, das sorgt für ein gutes Gefühl. Jetzt in echt und ohne Spaß, wie meine kleine Schwester zu sagen pflegt. Milchtüten kannst du als improvisierte Hanteln benutzen und dich beim Fenster putzen und abstauben so strecken und recken, dass jede Pilates-Lehrerin blass wird.

3.7 Sport schwänzen oder diese Leier nervt

Gründe, warum du heute den Sport ausfallen lassen könntest, gibt es reichlich. Wenn du eine richtig faule Socke bist, wirst du bei den Ausreden kreativer als Picasso beim Malen. Da wird das Blaue vom Himmel aus den Fingern gesaugt, da wird phantasiert. Da finden sich die wildesten Gründe, da erfinden sich die kühnsten Gründe.

Nichtstun ist dann 20 Minuten angenehm, dann kommen die Gewissensbisse. Das ist immer schön frustrierend, da fühlt man sich abends schön schlecht, wenn man im Bett liegt und die Beine zucken, weil man heute so faul war.

Ich hab da eine Idee: aufraffen und jetzt eine Einheit Bewegung einlegen!

Ein dummer Spruch, der passt: Du schadest dir damit doch nur selbst. Es ist einfach, sich mit billigen Ausflüchten aus dem eigenen Sportprogramm zu reden. Aus leidlicher Erfahrung weiß ich, wie schnell es geht, Geplantes sausen zu lassen. Das Ballett vom *Sportsachen anziehen, Sportsachen ausziehen, Sportsachen doch wieder anziehen*, habe ich schon oft aufgeführt.

Was für ein Theater. Nachdem ich dann die Haustür zugezogen und die ersten Meter hinter mich gebracht habe, stelle ich mir die Frage, was dieses peinliche Schauspiel überhaupt sollte. Jedes mal.

Da ich leider nichts Besonderes bin, man könnte sagen ein stinknormales Tofu-Würstchen, wird es dir bestimmt genauso gehen. Das Schlimmste, was passieren kann: dass du statt laufen eben ein bisschen gehst, Power-Walking betreibst oder schlicht Frischluft schnappst. Alles besser als zuhause zu bleiben. Alles positiv.

Um sich aufzuraffen kann man sich beispielsweise auf das gute Gefühl, das Runners High freuen, auch ein Schulterklopfen vom guten Gewissen ist einem sicher. Gute Laune und Stolz inklusive.

Wenn ich auf einer Aufrafftour bin, die meistens von Auf- und Abgehen im Wohnzimmer begleitet wird, werde ich oft davon angetrieben, was ich danach alles Essen könnte: fetttriefende Pizza, Kartoffelsalat, Twix White. Dass das nur Illusionen sind und Anreiz bleiben müssen, haben wir uns eingetrichtert. Sonst bleibt es beim Übergewicht.

Heute die Bewegung zu schwänzen heißt, die Bewegung an einem anderen Tag nachholen. Resultat: Deine Abnehmdauer verlängert sich unnötig. Effektiv ist das nicht, Sinn macht es keinen. Mit dem Grübeln und hin und her entscheiden verschwendet man nur Zeit, in der man sich bewegen könnte. Damit verkürzt man auch die schöne Zeit, wenn man es eeendlich hinter sich hat.

Das Schwierige am Sport und der Bewegung ist immer das Aufraffen. Wenn man einmal dabei ist, macht es tatsächlich Spaß. Meistens jedenfalls.

Problematisch: Lust hat anfangs niemand, Ausreden gibt es wie Sand am Meer, da fast jeder Mensch eine faule Socke ist, wird man in diesen Ausflüchten dann auch noch von seinen Mitmenschen unterstützt.

Da wird aus dem geplanten Dauerlauf zu zweit ein Filmabend und aus der geplanten Radtour eine WG-Party.

Damit du merkst, wie lächerlich du dich machst: ein paar Ausreden von Sportmuffeln, um heute keinen Sport zu machen. Die meisten klingen so dumm und dämlich, weil ich arme Mimose sie oft benutzt habe. Wir sind ja ein Team, ich habe die Fehler gemacht, dann kannst du sie dir sparen ... für dich gilt: keine dieser Ausreden zieht mehr!

„Es sind Wolken am Himmel! Es könnte Regen fallen! Ich könnte mich erkälten, schließlich bin ich aus Zucker."

„Ich spüre meine Beine. Das ist kein richtiger Muskelkater, aber vielleicht ist es ein Anzeichen von Übertraining. Heute ist also Ruhetag angesagt."

„Ich habe heute schon gegessen, mein Magen hat Inhalt. Nicht dass ich mich beim Sporteln übergeben muss."

„Ich habe letzte Woche Sport gemacht, meine Muskeln wachsen gerade, die will ich nicht gleich wieder verbrennen."

„Ich will nicht wie ein Bodybuilder aussehen, also bloß nicht übertreiben. Ich war heute schon am Briefkasten, das ist genug Bewegung für einen Tag."

„Ich habe heute keine Zeit mehr. Meine Serien kommen."

„Alleine Sport machen ist öde, langweilig und bringt es nicht. Meine Freundin hat heute keine Zeit mehr. Ihre Serien kommen."

„Ich habe heute schlechte Neuigkeiten bekommen, echt kein Kopf für sportliche Aktivitäten, ich leg mich lieber ins Bett und analysiere die Decke."

„Ich habe Kopfweh."

3.8 Ablenkung oder endlich mal ein Buch zu Ende lesen

Der Eintritt ins Bewegungsland ist mega müßig, der Erfolg am Anfang maximal mäßig. Wenn die Ausdauer fehlt, grenzt eine Stunde Ausdauersport an Körperverletzung, Sport ist hier Selbstmordmotiv. Die Lunge brennt, die Seite sticht, die Füße tun weh und was ist überhaupt diese Flüssigkeit, die den ganzen Körper benetzt?

Um sich leichter durch Sport zu mausern, kann ein wenig getrickst werden.

Ich bin nicht so frech, zu behaupten, dass dir Sport mit der folgenden Ablenkung auf einmal Spaß macht. Eine Prise Ablenkung macht die Bewegung aber zumindest erträglicher, es ist keine mentale Zeitverschwendung mehr, durch die du dich quälen musst. So kommst du vom *„Das ist so zum kotzen, ich brauch eigentlich gar nicht abnehmen. Meine Kollegen sind noch fetter als ich."* hoffentlich auf andere Gedanken.

Bevor es los geht: Die Denkweise ist, sich zu verinnerlichen, dass es einfach nur gemacht werden muss. In einer Stunde ist nicht nur alles vorbei. In einer Stunde und einer Minute fühlst du dich sogar gut. Die Freude auf den "Feierabend" kann dich durch so manche Sporteinheit treiben.

Unterhaltung lässt die Zeit schneller vergehen. Wer keine Freundin hat, die gerne Ohren kaut bzw. keine Quasseltasche als Ablenkung dabei haben will (was ich für wahrscheinlicher halte), kann sich mit diversen Audioholika abschießen. Hier kommen uns klassische CDs sehr gelegen. Damit meine ich nicht Mozart und die Klassik-Altherren, sondern die gute alte CD. Die Spieldauer von 72 Minuten wird nur selten ausgenutzt, meist laufen CDs eine Stunde.

Richtig, Miss Marple... das ist genau eine Bewegungseinheit.

Moderne Alben und besonders Hörbücher und Hörspiele haben oft die richtige Länge. Ich greife gern zum Hörbuch. So kann man dann auch endlich mal wieder behaupten, ein Buch gelesen zu haben, ohne dass die Lüge sofort auffliegt, weil es man es nicht auf die dreistelligen Seiten geschafft hat. Ich bin mittlerweile so belesen, ich könnte ein Buch schreiben.

Wer zuhause den Crosstrainer ärgert, stellt das Teil vor den Fernseher und glotzt eine Stunde. Das kann jeder, das mag jeder. Wer Reality-Soaps schaut, behauptet natürlich, dass es eine pädagogisch-wertvolle Dokumentation war, das ist klar. Ob man einen Spielfilm an zwei Tagen schaut oder zwei Folge einer Serie an einem Tag, spielt keine Rolle. Hauptsache man bleibt in Bewegung und macht keine Verschnaufpause, wenn es so spannend wird, dass der Atem stockt.

Wer einen Heimtrainer hat, kann fernsehen, Videospiele zocken, telefonieren oder mit etwas Übung sogar nützliche Arbeiten erledigen. Da hier Armfreiheit herrscht, steht fast die ganze Welt der Unterhaltung offen. Nachrichten, Einkaufszettel schreiben, Nägel feilen, hier braucht dir wirklich nicht langweilig sein.

Wenn es doch mal langweilig wird, denk dran: Bewegung ist jetzt eben Teil deines Tages. Es muss nicht der Teil sein, auf den du dich freust, aber er gehört dazu. Der Anfang ist immer gleich. „Ich will nicht, ich will nicht, will, will, will nicht." Sobald es gemacht ist, ist die Negativität weg und du bist froh, es gemacht zu haben.

3.9 Sonnenstimmung oder Füße lüften

Die Blumen blühen, die Vögel zwitschern, die Sonne scheint und nicht zu vergessen: die Insekten nerven. Das Leben ist bei gutem Wetter schon toll. Im Grunde genommen zumindest. Sagen wir mal so: könnte alles ganz okay sein, wenn die Sache mit dem Gewicht passen würde. Wenn der Winterspeck nicht wäre, wenn man nicht diese elende Wampe nicht auch im Frühling, Sommer und Herbst rumschleppen müsste.

Deine Haut dürstet nach Sonnenstrahlen, mit dem guten Wetter kommt glücklicherweise die Lust rauszugehen. Diese sollte man doppelt nutzen. Bewegung ist immer gut, in der Natur ist sie besonders gut. Durch die ungewohnte, unverhoffte Dosis Sonnenstrahlen und die frische, blumen-und-blüten-getränkte Luft steigt zwangsläufig die Laune, da machen Spaziergänge an der frischen Luft gleich dreifach Spaß. Sogar die Bienen sind erträglich... wenn sie weg bleiben, die Drecksviecher.

Nach dem Motto runter vom Sofa, raus aus dem Bett, rein ins Leben lassen sich schöne Tage perfekt nutzen, um dem Übergewicht Ade zu sagen, ihm ein Abschiedslied zu trällern. Auf nimmer wiedersehen, Doppelkinn und Pausbacken.

Dein Partner, der alte Muffel, ist bestimmt für einen Ausflug zu begeistern. Ansonsten zwing ihn einfach. Droh mit Scheidung,Trennung oder dem Sofa als Schlafplatz.. der Zweck rechtfertigt die Mittel.

Dass mit dem guten Wetter dann auch der ein oder andere Besuch in der Eisdiele einhergeht, hat sich in Deutschland leider eingebürgert. Kein Wunder, dass wir alle so dick sind. Solltest du dir das Eis nicht komplett verkneifen können, solltest du dich dieses Jahr mit einer Kugel zufriedengeben. Der große Eisbecher muss es nicht sein.

Die eklige Eiswaffel übrigens auch nicht. Es hat nichts mit Anstand zu tun, den alten Mehlhut zu knabbern. Den Kindern in Afrika ist es auch egal, die wollen deine angefressenen Sachen auch nicht. Denk an die Natur. Die Bienen freuen sich, wenn sie so ein Festmahl im Abfallkorb entdecken.

Aber warte! Da ist mehr!

Freie Gartenfläche kannst du umgraben und mit leckerem Sommergemüse bepflanzen. Das ist nicht nur neue, wertvolle Bewegung. Du tust damit deiner Kalorienbilanz doppelt gut. Heute verbrennst du Kalorien und ärgerst deine Muskeln. In ein paar Wochen, nach der Ernte, sparst du sie ein, weil du mit dem Eigengewächs kalorienarme Zutaten hast.

Viele Männer und Frauen wollen etwas gegen ihre vornehme Blässe tun, das passt. Sonne lässt sich nicht nur liegend tanken. Statt auf der Terrasse zu fletzen oder auf der Wiese Gras platt zu drücken, kannst du einen Spaziergang in Angriff nehmen oder eine Joggingstrecke suchen, bei der du keinen Schattenkontakt hast.

Wer ein bisschen Abwechslung in die tägliche Dosis Bewegung bringen möchte, kann es mit einem einfachen Trick versuchen: Barfuß gehen. Nicht nur im Bett und nachdem man aus der Dusche steigt, ist es ein schönes Gefühl unten ohne zu sein. Das funktioniert tatsächlich auch draußen in der richtigen Welt. Neidische Blicke wird es nicht geben. (Als ob du schon mal bei der Pediküre warst.) Du hast trotzdem das Recht, die Füße zu lüften. Du trägst ja bei Sonnenschein auch keine Handschuhe. Anfangs ist es ein ungewohntes Gefühl. Danach ist eine Massage für die Fußsohle, die gepaart mit den Sonnenstrahlen eine Wellness-Kur vor der Haustür und zum Nulltarif ergibt.

Mutter Natur als Masseuse.

Durch die verschiedenen Druckpunkte im Fuß werden andere Muskelgruppen trainiert, als beim Laufen mit Schuhen. Nicht wundern, wenn du nach einem Barfußtag sogar einen Muskelkater in den Waden und Füßen hast. Da es gutes Wetter nicht nur einmal im Jahr gibt, kannst du deinen Bewegungsplan verrückt gestalten. Schaffst du es alle Beläge Barfuß abzulaufen? Holz, Moos, Steine, Schotter, Straße, Gras, Rinde.

Wie immer geben wir Ausreden keine Chance! Schlechtes Wetter ist an einem geplanten Barfußtag keine Ausrede. Die Straßen sind frei. Da können sich endlich mal Gummistiefel und Regenjacke nützlich machen, die hängen und liegen ja fast das ganze Jahr faul rum. Mietfrei, diese Schmarotzer.

Spring mal wieder in eine Pfütze. Genieß gutes und schlechtes Wetter, aber denk daran: Der Sommer kommt! Willst du SO im Badeanzug aussehen?

Also geht es weiter, immer weiter...

4. Motivation

Du bist so blöd oder kurz über die Motivation. Das mit der Ernährung und mit der Bewegung war dir ja schon irgendwie klar... das Problem ist, das ganze mehr als eine Woche durchzuziehen. Hab ich recht? Oder stimmts? Abnehmen ist ein täglicher Kampf. Ein Ringkampf zwischen Wollen und Tun. Veränderung ist halt schwer. Wer nicht immer mal wieder eine Motivationsspritze bekommt, gibt auf. Davon kannst du ein Lied singen, oder? Wenn du langsam in alte Gewohnheiten zurückfällst, sollen dir diese Seite helfen. Es geht schließlich heute weiter.

Es braucht eine doppelte Portion Geduld mit zweimal Nachschlag beim Abtrieb. Es ist wichtig, dass du hartnäckig bleibst. Wenn dich die Willenskraft im Stich lässt, geh zurück zum Anfang.

Warum willst du abnehmen: **Du bist fett.**

Damit gibst du dich nicht zufrieden! Darum nehmen wir ab.

Wir spielen keine Pässe, am Ball bleiben ist die Devise. Wenn du einen schlechten Tag erwischt hast, das Handtuch werfen willst, lies ein Thema, das dir helfen könnte. Wenigstens heute weiterkämpfen, tu es für mich. Ich glaub an dich. Das Handtuch wird fürs Schweiß abwischen gebraucht, das behältst du schön.

Innen und Kopfsache

4.1 Vorher-Nachher-Fotos oder die Moppel-Horror-Picture-Show

Bevor du dich komplett in dein Abenteuer stürzt, ist es ratsam, eine kleine Bestandsaufnahme in Bilderform zu machen. Jetzt kommt der große Auftritt deiner guten, alten Kamera... oder deines Smartphones. Ich hoffe mal, dass du das Buch nicht Stück für Stück abgearbeitet hast, sonst bist du ohne meine Geheimwaffe zum Hungerhaken geworden. Siehst du auf Familienfotos schon so gut aus wie dein Spiegelbild im

Badezimmer? Nein? Puuuh, gut. Dann gibt es jetzt die erste Foto-Session, durch die du immer wieder bestrebt sein wirst, weitere Pfunde zu verlieren.

Vorher-Nachher-Bilder sind die Urform der Motivation, und Abschreckung zugleich, sie dienen zu Dokumentationszwecken und Analyse. Wir reagieren auf optische Reize. Während die Vorher-Bilder einen echten Schockeffekt und so einen üblen Nachgeschmack haben, dass man sich schnell den Appetit verdirbt. Sind sie beim Vergleich mit den Nachher-Bildern ein Schulterklopfen. Du nimmst ab, du sieht ja gut aus... zumindest schon ein bisschen besser.

Selfies vor dem Spiegel kann mittlerweile jeder. Sogar mit Selfiesticks sind viele vertraut. Wer sich nicht der Scham hingeben möchte, sich von jemand anderem ablichten zulassen, hat so eine Alternative zum klassischen Selbstauslöser und leider auch keine Ausrede. Du solltest gleich zu Beginn des ganzen Prozesses die ersten Fotobeweise anlegen. Mach ein paar langweilige Ganz-Körper-Fotos von vorne und hinten, rechts und links, für Hochglanz-Magazine musst du nicht posieren.

Gesicht: Frontansicht, beide Seiten sind die Klassiker, die abgedeckt sein sollten.

Das sind nur ein paar Bilder, reicht aber vollkommen aus. Vom Stil her sollten sie wie die Fotos von Kriminellen sein, die man aus den amerikanischen Krimis kennt. Badesachen anzuziehen bietet sich an, bei einer erfolgreichen Diät werden die selben Kleider nämlich schnell (leider nicht schnell genug) nicht mehr passen. Es schmälert den Wow-Effekt ein bisschen, wenn man ständig eine andere Garderobe trägt und dadurch abgelenkt wird.

Hast du die Fotos geschossen, gilt es, diese besser zu hüten als Gollum seinen Schatz. Ob Schließfach deiner schweizer Bank, auf der Computer-Festplatte in den tiefsten Unterordnern, den Windows je erstellt hat oder der hintersten Schublade im Kleiderschrank, ist egal. Hauptsache, du kannst die Fotos anschauen, wenn du aufgeben willst.

Es ist dir freigestellt, wie ehrlich du beim Posieren bist. Du kannst den Bauch einziehen, die Muskeln anspannen oder davor Sport machen. Es ist einfach nur wichtig, dass du dann jedes Foto in diesem Zustand schießt. Wichtig: Auf den ersten Fotos siehst du noch nicht wie eine

Hollywoodschönheit aus, vergiss daher nicht, ganz traurig und ungesund zu schauen. Im Verlauf deiner Fotoreihe ziehst du die Mundwinkel immer etwas höher. Bis du beim Wunschgewicht lachst. So wirst du von Bilderset zu Bilderset nicht nur schlanker, sondern auch glücklicher. *Ohh, wie schööön.*

Regelmäßig seine Bilder zu knipsen ist wichtig. Ein kleines Set am Ende jeden Monats beschließt einen erfolgreichen Teilabschnitt. Man startet mit vollem Elan in ein neue Etappe. Schon nach kurzer Zeit lässt sich aus den ganzen Bestandsaufnahmen ein lustiges Daumenkino erstellen, eine persönliche Foto-Love-Story über die Liebe zu einem selbst. Titel? Von Elefant zu elegant.

Wenn du am Tiefpunkt bist: anschauen, dann strahlst du wieder vor Stolz. Vielleicht bist du so stolz, du zeigst deine Verwandlung Freunden, Familie und der Nachbarschaft bei einem der seltsamsten Dia-Abende aller Zeiten.

Ein Vergleich der Vorher-Nachher-Bilder hält einem schmerzlich vor Augen, dass Fett, zumindest zu viel davon, einfach nicht schön ist. Schon bei ersten Set von Nachher-Fotos wird offensichtlich, dass Abnehmen auch verjüngt. Praktisch ist man zwar auf den neuen Fotos älter, effektiv aber jünger. Die Welt ist voll crazy. Es ist ein nettes Tool zur Kontrolle und Aufmunterung, zu sehen, welchen Weg du bereits hinter dir hast, wenn das Stück vor dir unendlich erscheint.

Langsam aber sicher transformiert sich dein Körper. Es wird spannend zu erfahren, von welchen Körperstellen sich das Fett zu erst verabschiedet, so erkennst du deine wirklichen Problemzonen. Blanke Zahlen auf der Waage sind schön und gut... wir wollen aber eigentlich weniger den zählbaren Diäterfolg als den sichtbaren, oder? Wer weiß, möglicherweise kannst du dir sogar eine goldene Nase verdienen, wenn du die Vorher-Nachher-Bilder einem Hersteller von einem neuen, unschlagbaren Diätwundermittel vertickst. Ich bekomme übrigens 30%, war ja meine Idee.

4.2 Innere Widerstände oder Sabotage im Kopf

Du krümelst dich trotz all den genialen Ratschlägen durch die Diät? Du schleppst dich durch das Umsetzen der Regeln wie einen überladenen Rucksack in den vierten Stock? Dann beantworte dir mal eine Frage: **Was hält dich wirklich davon ab, endlich deinen Traumkörper zu erreichen?** Du weißt, wie du Abnehmen kannst, kennst die Sache mit dem Kaloriendefizit. Aber es klappt nicht. Gibt es Gründe, die dich davon abhalten, dein gesammeltes Wissen einzusetzen? Hast du innere Widerstände?

Die inneren Widerstände sind ein Mittel der dunklen Seite der Macht. Sie halten dich nicht nur vom Abnehmen ab, sie verweigern es dir, endlich die Lieder zu schreiben, die du in der Dusche summst oder die Bilder zur Leinwand zu bringen, die du auf kahlen Wänden visualisiert.

Innere Widerstände bringen dich mit negativen Gedanken ins Straucheln, vom nächsten Schritt ab, lenken dich auf eine andere Bahn, nur um zu verhindern, dass du deine Ziele erreichst. Gitarre und Notenblätter liegen bereit, dann gehst du Staub wischen, weil du ihn nach plötzlich *nicht mehr sehen kannst.* Leinwand und Farben sind gekauft, aber verstauben, weil du dich vor den Computer klatschen und Promiklatsch lesen musst. So wie Linsen und Sellerie unberührt bleiben und den Faultod sterben, stattdessen wieder die Pizza im Backofen brutzelt.

Sie sind ein Gefühl, das Gefühl das einem sagt: *„Nein, ich kann jetzt nicht. Es gibt so viel zu tun. Damit kann ich auch später anfangen."* Sie sind der Grund etwas aufzuschieben statt zu beginnen. Es sind die Ausreden und Ausflüchte, die alles von heute auf morgen legen.

Beim Abnehmen sind die inneren Widerstände besonders tückisch, meist nimmt man nicht nur kein Gramm ab. Das Übergewicht steigert sich sogar.

Da wird nämlich der gescheiterte Versuch frisch und gesund zu kochen mit den üblichen Verdächtigen Pizza, Pralinen, Pommes kombiniert. Dazu stauben die ungetragenen Sportschuhen im Gang ein, morgen passt das Laufen besser.

Innere Widerstände sind die Angst vor Veränderungen, die Furcht vor

Unbekanntem, ich habe sie jeden Tag... so wie du. Es gilt jeden Tag aufs Neue: **Ich will!**

Also werde ich.

Die Frage, ob es heute sein muss, muss den inneren Widerständen so, so oft mit JA! beantwortet werden. So oft bis es Alltag ist. Bis du jeden Tag aus dem Bett steigst und es ganz natürlich ist, laufen zu gehen und bis du außer Obst und Gemüse kaum noch etwas im Supermarkt wahrnimmst.

Jeder kleine Sieg gegen die inneren Widerstände ist ein Erfolgserlebnis für sich, das du dir nicht entgehen lassen darfst.

Innere Widerstände sind deine Feinde, sind sie nie positiv, sie sind nie Selbstschutz oder der richtige Instinkt. Sie halten dich von dem ab, was du tun willst. Wenn du statt dein Ziel verwirklichen, Staub wischst, ist das zwar keine komplett verschwendete Zeit, aber nicht das, was du tun solltest. Deshalb weißt du, dass du nach Überwindung der inneren Widerstände Stolz sein kannst, weil du dich richtig entschieden hast.

Es ist nur Kopfsache. In deinem Kopf ist es nur die eine Überwindung anzufangen. Nach dem Entschluss nur noch der erste Schritt. Wenn du angefangen hast, beispielsweise das Haus verlassen hast, den ersten Pinselstrich getan, den ersten Akkord, die ersten Zeilen geschrieben hast, hast du die Inneren Widerstände heute auch schon überwunden. So einfach.

Was wäre, wenn du bald schlank bist? Wie reagieren andere Leute auf dich? Würdest du angegafft werden? Würden dich mehr Leute anlächeln? Hübsche Menschen ansprechen? Finde es doch heraus.

Beantworte dir jetzt die Frage ernsthaft: Willst du wirklich abnehmen?

Die Antwort kannst du nun deinen inneren Widerständen immer wieder an die Birne donnern:

ICHWILLABNEHMEN! Also werde ich mich jetzt aufraffen.

4.3 Unmotivierter Sport oder Beinarbeit

Nichts ist nerviger, als etwas tun zu, bei dem nicht nur die Lust fehlt, der Körper sucht sogar mit Verzweiflung nach Ausreden. Schlimm ist es beim Abnehmen, weil du keinen Zwang von außen hast, etwas zu tun müssen. Niemand hält den Finger am Abzug und sichert die Waffe erst wieder, wenn dein Körper Model-Maße hat. Hier sind wir dann auch schon beim Thema angelangt... Sport zum Hobby (wenigstens zum festen Bestandteil im Alltag) machen.

Kaum etwas ist so befriedigend wie die körperliche Ertüchtigung. Wer sich nicht bewegt, läuft nicht nur Gefahr in seinem Fett zu verschwinden oder Depressionen zu verfallen. Es ist schlicht ungesund. Die technologischen Fortschritte haben es leider möglich gemacht, den Alltag auch mit minimaler Bewegung zu bewältigen. Zur Arbeit fährt man, geparkt wird direkt vor der Tür. Lieferdienste und Zusteller bringen Lebensmittel, Hygieneartikel und leider auch Rechnungen. Unser Körper hat sich aber noch nicht soweit entwickelt, dass dieses passive Verhalten auch gut geht.

Wie so vieles ist das erfolgreiche Bewegen Kopfsache.

Wenn kein innerer Widerstand mehr besteht, nimmt es sich tatsächlich wie im Alleingang ab. Hast du schon mal eifersüchtig gegafft, wenn dich ein Jogger mit einem zufriedenen Gesichtsausdruck umkurvt hat? Der Penner. Was der kann, kannst du doch schon lange. Zustimmung? Das ist schon mal der erste Schritt. Du weißt, dass Sport gesund ist, willst ihn auch treiben. Dein Geist weigert sich stellvertretend, aus Solidarität, weil dein Fleisch keine Lust auf Anstrengung hat.

Wie kommst du nun weg von der Morgen-ist-auch-noch-ein-Tag-Einstellung, sobald es tröpfelt, Wolken zu sehen sind oder die Sonne scheint, sondern beißt die Zähne zusammen? Eigentlich ist es nur ein kleiner Schalter, der im Kopf umgelegt werden muss. Ich kann gar nicht zählen (nicht mal schätzen), wie oft ich beispielsweise vor dem Losgehen das BÄÄÄH-Gesicht gezogen habe, nur um mich beim Laufen dann doch köstlich zu amüsieren.

Es ist nur die Überwindung. Du musst nur losgehen, sobald du aus dem Haus bist, hast du es geschafft. Das sind nur wenige Meter, die zu schaffen sind. Wohnungstür raus, Haustür raus, wie viele Schritte brauchst du dazu? Das ist die Länge deiner Überwindung, diese Entfernung schaffst du mit links. *Ja, du könntest sie auf dem linken Bein hüpfen... versuch mal.*

Spielt es wirklich eine Rolle, ob es regnet oder bewölkt ist? Du hast dir doch extra eine Jacke für diese Gelegenheiten gekauft. Es ist bewölkt. Das heißt doch nur, dass Wolken ein paar Meter über uns wässrig sind, oder?

Es gibt Tage an denen nichts läuft. Du während der Bewegung auch keine Euphorie verspürst, aber dann bist du immerhin zufrieden und kannst stolz sein, dass du dich trotzdem aufgerafft hast.

Das ist auch kein schlechtes Gefühl.

Der Normalfall ist allerdings das Sportler-High, das irgendwann einsetzt, die Glückshormone Endorphin und Serotonin freisetzt. Dann stellst du dir die Fragen, wieso du so rumgeeiert hast und nicht früher los bist. Was war das denn für eine Zeitverschwendung?

Besondere Mahlzeiten nach der Bewegung sind so eine Sache, sich damit aus dem Haus locken wie eine Maus mit Käse aus dem Loch... grenzwertig. Nein, weil du eine Stunde gejoggt bist, hast du dir keine Tafel Schokolade verdient. Übrigens: Trink bloß keinen Proteinshake! Bitte nicht! Statt Muskeln setzt du noch mehr Fett an. Wie wär's mit einer anderen Belohnung. Du bezahlst dich für jedes mal Laufen.... 1, 5, 10 Euro pro Stunde. Wie viel es dir wert ist, deine Entscheidung. Nachdem du die ersten Male Sport getrieben hast, kannst du dir eine Belohnung gönnen. Ein Buch, ein Film, ein Shirt... natürlich keine Kalorienbomben.

Irgendwann wird alles langweilig. Wie in der Liebe sind auch bei der Bewegung (zu schnell) die Rosa-Roten-Brillen abgezogen. Du verfällst einem kleinen Trott. Es gibt ein paar Tipps, durch die du die Bewegung abwechslungsreich halten kannst: regelmäßig neue Musik (oder Podcasts oder Hörbücher), jede Woche neue, aber realistische Ziele setzen und erreichen, Sporttreffs mit Freunden oder um neue Leute kennenzulernen, verschiedene Sportarten testen (hier bitte nicht gleich die teure Profiausrüstung kaufen, die nach Jahren im Keller bei ebay landet). Wenn du ein paar Wochen durchhältst, hast du ein neues

Hobby. Dann wird dir die Bewegung, der Sport nämlich Spaß machen.

Also... auf was wartest du noch? Genug gesessen, genug gelesen! Los geht's!

4.4 Laufen im Regen oder raus mit dir!

Die Wolken hängen tief. Die kalte Luft drückt auf die Stimmung. Der dunkle Himmel droht den Hausdächern, will sie eindrücken. Schon wieder dieses verdammte Regenwetter, Mistwetter, Sauwetter. Dabei war doch für heute ein Lauf geplant.

Du wolltest eine Runde joggen... aber dieses verdammte Wetter, der elende Regen. Jetzt kannst du wieder einen Tag nur lümmeln. Decke und Couch liegen nahe, die Fernbedienung auch. Dann halt ein Fernsehtag mit Snacks, schließlich regnet es heute...

Nein, heute nicht. Dies ist das Wetter aus dem Legenden gemacht werden, die Teufel vom Betzenberg widmen es ihrem Fritz Walter, Michael Schuhmacher wurde zum Helden. Jetzt ist es Zeit Geschichte zu schreiben, deine Geschichte zu schreiben.

Aufstehen, anziehen und raus!

Deine Schuhe treffen die erste Pfütze, Wasser schießt empor, der linke Schuh ist nass, dein Fuß feucht. Welch ein Fehltritt gleich zu Beginn. Die ersten Meter sind unangenehm, dir ist kalt.

Tropfen perlen an deiner Jacke ab. Haare wie frisch nach dem Duschen, kein Handtuch weit und breit. Mit einem Lächeln ziehst du die Nase hoch, Regenwasser oder Rotz, es spielt keine Rolle. Du musst dich aufheizen, jetzt schneller, schneller, weiter.

Es geht schneller als normal, dir ist kühl, nicht kalt. Die Welt ist trüb, die Straßen fast leer. Durch den Regen sieht niemand dein irres Grinsen während du auf die Zähne beißt. Regentropfen, Scheinwerfer, Matsch, Tunnelblick. Deine Atmung ist ruhig, der Regen peitscht dich nach vorne.

Mit kühlen Tropfen auf einer heißen Stirn stürmst du weiter, der kalte

Wind stellt sich dir vergeblich in den Weg, du überrennst ihn. Vor deinen Augen werden Kampfszenen abgespult, du schlägst dich durch den Regen, die Straße ist der Kriegsschauplatz.

Haare nass, Shirt nass, Hose nass, Strümpfe nass, in den Schuhen steht das Wasser, Zeit für den letzten Sprint...

Geschafft! Du bist nass, aber glücklich. Zum Glück war es kein Tag auf der Couch mit Snacks.

4.5 Abzugeben: Schuhtick oder auch mal Klamotten shoppen

Du bist gerade im schwarzen Motivationsloch? Nichts klappt, du bist noch fett? Es hat doch eh keinen Sinn? In der Theorie hast du schon 10 Kilo abgenommen, bist geistig fast beim Wunschgewicht angekommen... in der Praxis ist die Bar mit Cocktails aber verlockender als der Spaziergang im Wald? Die Couch ist gemütlicher als die Laufschuhe?

Stillstand ist immer einfacher als Veränderung, also setz dir neben dem Endziel Wunschgewicht auch Anreize, die verlockend sind. Die Welt wird sooo viel bunter, wenn du jetzt wieder auf den Sattel steigst und in die Pedale trittst, um einen kleinen Zwischensprint einzulegen. Der graue Alltag ist vorbei.

Du bist die dicke Frau mit Schuhtick? Einem Schuhtick, der dir mangels schöner Kleider in den richtigen Größen aufgezwungen wurde? Da bist du eine von vielen. Eine, die im Schrank schicke Kleider hängen hat, der allerdings ein falscher Körper auf den Knochen hängt.

Dein Schuhschrank quillt über?

Wenn du mit deinen Mädels bummeln gehst, machst du einen Bogen um die körperbetonten Kleidungsstücke, obwohl du beim Beraten eine EinsPlusmitSternchen bist? Ungewöhnliche Farben mit ausgefallenen Mustern kombinieren kannst wie ein Sherlock Holmes Beweise? Neidisch schaust du auf jede enganliegende Jeans, während du dein neues Paar Schuhe in der Tüte trägst. Den Schuhkarton lässt du mittlerweile schon im Laden, sonst würde aus dem Schuhschrank eine Schuhwand werden. Die Papiertonne wäre so voll wie du letzten Sonntag nach dem Abendessen.

Klar, der Tag war schön, es war ein netter Stadtbummel, aber mit dem nächsten Paar Schuhe war es doch eine persönliche Niederlage.

Genug, oder? Du weißt doch, wie du abnehmen kannst. Du weißt, wie es geht. Dein Ziel baumelt direkt vor der Nase: endlich mal Shoppen, nicht Schuhshoppen. Endlich mal die aktuellen Trends tragen, statt sie zu sehen. Endlich mal schwarz tragen, weil es dir steht... nicht weil es den Atombusen kaschiert.

Genug mit den Ausreden. Die Cupcakes sehen lecker aus, sie sind es aber nicht wert. Jetzt geht es mit deiner Diät weiter. Die Pralinen bleiben liegen, die Chips können dir gestohlen bleiben. Bei der nächsten Gelegenheit schnürst du deine Schuhe, Auswahl hast du ja genug, und drehst eine Runde. Stadt, Park, Dorf, Wiese. Es spielt keine Rolle, Hauptsache du und deine Rollen rollen.

Abends gibt es doppelt Gemüse und halb Käse, null Butter, damit es sich richtig lohnt.

Die dicke Dame, die sich schon gar nicht mehr in Umkleidekabinen traut, weil dort zu viele Spiegel zu ausgeleuchtet sind, wirst du morgen noch sehen.

Übermorgen grinst sie dich auch an, sie verabschiedet sich nur, wenn du jetzt wieder aufs Rad steigst und deine Tour weiterfährst.

Heute fangen wir an, die ganzen gekauften Schuhe kaputt zu laufen. Jedes Paar hilft dir dabei, dass du keine weiteren Paare frustkaufen musst. Herausforderung! Challenge! Abenteuer! Schaffst du es, jeden Monat ein Paar durchzulaufen? Klar, das sind einige Runden durch den Zoo, einige Einkäufe zu Fuß, aber dafür bleiben die Reiterhosen auf der Strecke.

Bald kannst du dich darüber aufregen, dass die gängigen Größen bei deinem Wunschteil schon vergriffen sind. Das ist ein zukünftiges Problem, auf das wir uns jetzt freuen. Solche Probleme müsste man haben! *Bis man sie hat und sie tierisch nerven.* Genauso wie auf die Blasen am Fuß, wenn die heute Strecke anstrengend war. Die Füße, die dir weh tun, waren harte Arbeit, die Schmerzen hast du dir erarbeitet.

Deine Traumfigur ist noch nicht greifbar, aber ich siehe dich schon am Horizont winken, schlankes, sexy Biest, du. Du musst jetzt nur auf dich zugehen. Jetzt. Jeden Tag mindestens eine Stunde laufen, gesund und kontrolliert essen.

4.6 Zurück in die Vergangenheit oder besser in Form als vor 10 Jahren!

Dreh die Uhr zurück! Blätter den Kalender in die falsche Richtung! Erinnerst du dich an den flachen Bauch und das kantige Gesicht deiner Jugend? Die beiden sind mittlerweile Rettungsringen und Pausbäckchen gewichen. Wachstum, Alter, Reife, Lebensumstände, Ausreden. Dass man irgendwann seinen Babyspeck verliert, ist weltweit anerkannt. Dass du nach deiner Jugend reichlich Schwarte angesetzt hast, hätte vermieden werden können. Das Hätte-Wäre-Wenn müssen wir nun ausbaden.

Der Grund, warum du immer fetter geworden bist, ist wahrscheinlich einfach zu finden. Ich tippe mal ins Dunkle und treffe wohl ins Schwarze: Du bist faul und bequem geworden.

Wie oft hast du damals, als alles noch besser war, deinen Drahtesel gesattelt und bist mit Freunden geradelt? Wie oft hast du im Schwimmbad neue Sprünge geübt? Da hast du dich in ungeahnte Höhen gewagt. Es ist nicht so, dass diese Sachen jetzt kein Spaß mehr machen würden. Du hast du einfach damit aufgehört.

Mittlerweile bewegst du dich im Auto nur, wenn was auf der Rückbank liegt, kennst Wellen nur noch vom Frisör. Das Leben ist entspannter geworden. Dein Körper übernimmt nur noch die minimalen Tätigkeiten, für die es noch keine Maschine gibt.

Wir wollen also einen Trip in die Vergangenheit machen und so unseren Kalorienoutput erhöhen. Das Ergebnis ist eine schnellere Abnahme, damit du dieses Kapitel und das ganze Buch schnell wieder schließen kannst.

Als Kinder und Jugendliche waren wir alle ähnlich. Wir wurden in Vereine gesteckt und haben uns dort in verschiedenen Sportarten geübt.

Das kann man auch als Erwachsener. Wer sich dieses Geld, die Kosten einer Vereinsmitgliedschaft, sparen möchte, oder auch keine Lust auf einen Sportverein mit festen Terminen hat, kann die Sache selbst in die Hand nehmen. Straßen hat jeder vor der Tür.

Der Plan für das Wochenende heißt also: Fahrrad aus dem Keller holen, den Staub vom Sattel pusten, die Spinnweben vom Lenker entfernen. Die erste Radtour muss nicht lange sein. Es reicht, wenn du ein paar mal um den Block fährst. Du wirst merken, die Sache macht tatsächlich immer noch Spaß. Den Drahtesel kannst du nun zum Einkaufen einspannen, auf dem Weg zur Arbeit oder wenn du deine Mutter (endlich mal wieder) besuchst. Dir fällt schon was ein. Du musst diesen Esel nicht mal mit einer Karotte an ner Angelschnur locken. Fahr einen Berg hoch und streck beim Herunterrollen die Beine aus, das ist *fast* so gut wie Achterbahn im Freizeitpark.

Wobei hattest du sonst noch Spaß? Nur weil du jetzt zu alt für Wundertüten bist, heißt das nicht, dass du an einer erwachsenen Variante keine Freude hast. Das sehen wir ja am Erfolg der Beautyboxen, den Wundertüten für Frauen. Mach mal wieder Kinderkram.

Hast du früher gerne Kastanien, Blätter oder Eicheln gesammelt? Geh Pilze, Beeren oder Nüsse sammeln. Hast du früher gerne auf Ponys geritten? Versuch es mal mit einem Pferd. Hast du mit deiner Clique früher Cowboy und Indianer gespielt? Paintball. Hast du den Familienhund stundenlang durch die Felder gehetzt? Im Tierheim werden Gassigeher gesucht. Hast du früher gerne mit Kreide die Straßen getaggt? Versuch es mit Graffiti. So ein kleiner Sprint, wenn die Polizei kommt, wirkt Wunder!

Es finden sich viele Pauschalreisen in die Vergangenheit, bei denen man seinen Hintern ein bisschen Kreisen lassen kann. Hula Hoop.

Wenn dir die Vorschläge nicht zusagen, blätter einfach mal in alten Fotoalben, da gibt es Inspiration genug. Als Kind warst du ganz und gar nicht faul.

Das schlechte Essen vergangener Tage wollen wir nicht durch die Zeitmaschine schmuggeln. Ein klares Verbot gilt Zuckerwatte, süßen Schnüren, Lutschern, Kaugummi-Zigaretten, Esspapier, Brause. Das Zeug wollen wir genauso wenig wiederbeleben, wiederkäuen oder wiedersehen wie die gruseligen Fruchtcocktails mit halben „Pfirsichen", „Ananas", „Kirschen" und „Mandarinen".

Unser Motto heißt also zurück in die Vergangenheit wie Marty McFly.

Papp dir ein altes Foto, auf dem du jung, schlank und glücklich bist, an deinen Kühlschrank. Bevor du zum nächsten Snack greifst, schaust du dir einfach dein unschuldiges Gesicht an. Möchtest du diesem Fliegen verschonenden und Ameisen verbrennenden Geschöpf wirklich all diese unnötigen Kalorien antun? Das Schöne an diesem Motivationsschub ist auch, dass du nicht lange erklären musst, warum da etwas Neues am Kühlschrank klebt. Du findest das alte Bild süß... und fertig.

4.7 Stillstand oder klebende Kilos

Die ersten Butterpäckchen sind schon von deinem Körper geschmolzen? Du Monster, du Tier, du Biest! Es lief ein paar Wochen, wenn nicht gar Monate, *so, so gut*, aber jetzt klebt das Gewicht wie Nudeln al dente an Wänden? Hast du schon nachgeschaut, ob die Waage klemmt? Da hängt bestimmt irgendwas, die anderen sind bekanntlich immer schuld. Du doch nicht.

Die erste Hürde ist geschafft, aber jetzt will nichts mehr abspringen. Kurze Diätpausen sind kein Problem.

Die Erklärung, warum jetzt nichts mehr geht, ist simpel. Leider, leider, leider ist dein Körper ein effizientes, kleines Wunderwerk.

Ein Stillstand ist kein Grund zur Panik, eher ein Teilerfolg. Erstmal Glückwunsch, du beherrschst Abnehmen Level 1. Du isst genug, stopfst dich nicht voll und hast keinen Heißhunger mehr, eben weil du regelmäßig genug isst. Der Großteil davon ist sogar gesund. Langsam, aber sicher wirst du zum Gesundheitsjunkie. Dein Körper hat sich dem ersten Diätplan angepasst. Bewegung und Ernährung sind also genau ausreichend, um deine aktuelle Erscheinung zu behalten. Es müssen aber noch ein paar Kilo weg, oder? Dein Körper hat sich verändert und deinem Lebensstil angepasst, jetzt musst du einfach das nächste Level erreichen, somit wieder etwas ändern.

Um aus dem Loch deiner Stagnation zu kommen, musst du nochmal zurück zum Anfang. Ziehe über Los. Los gehts! *Wie viel Kalorien braucht dein neuer Körper? Welche Kalorien sind absolut unnütz? Welche gesunden Alternativen gibt es? Wo kannst du neue Bewegung einbauen?*

Stillstand beim Abnehmen ist ein Hilferuf nach Abwechslung. Mit deinem jetzigen Lebensstil, hast du es auf ein gewisses Gewicht geschafft, wenn es weiter runter soll, muss etwas Neues her. Stell deinen Körper vor eine neue Herausforderung. Tausche eine Cardio-Einheit mit Krafttraining. Du wirst erstaunt sein, wie speziell sich der Körper auf eine Sportart einstellt, die er gewohnt ist. Statt Liegestützen machst du Situps. Statt Joggen Schwimmen. Diese *neuen* Muskeln, die nun beansprucht werden, sind richtig wild auf dein altes, ranziges Fett.

Wenn du ein kleiner Sportmuffel bist, kannst du nach dem selben Prinzip an deiner Ernährung schrauben. Das generelle Ziel ist dann, weniger Kalorien zu dir zu nehmen.

Hier bietet sich an, Lebensmittel mit einer geringen Kaloriendichte zu essen. Wie immer tanzt Gemüse da in der ersten Reihe. Eine nette Idee sind rohkost-lastige Tage. Drastische Änderungen wollen wir bekanntlich meiden, ein ganzer Tag wäre zu viel. Besser: nur eine Mahlzeit am Tag durch Rohkost zu ersetzen.

Es hat jeder Essensplan Potenzial effektiver zu werden. Also mal auf den Arsch setzen, Essen kontrollieren und nachdenken. Jetzt musst du einen weiteren Schritt gehen und noch eine gesündere Alternative finden. Statt Vollkornbrot gibt es jetzt Haferflocken. Statt einer Portion Gemüse, gibt es zwei. Statt Marmelade Obst, statt Öl Nüsse.

Da wir immer voll funktionsfähig sein wollen, sind ernährungstechnische Maßnahmen mit Vorsicht zu genießen... *oder mit geschlossenen Augen runter zu würgen, wenn es so schlimm schmeckt.* Du musst regelmäßig deinen Grundverbrauch und Gesamtverbrauch aktualisieren. Neues Gewicht, neue Anforderungen.

Bitte immer den Grundbedarf einhalten und auch nicht unnötig hungern. Wenn Stillstand herrscht, müssen wahrscheinlich einfach ein paar Kalorienbomben auf deinem Essensplan entschärft werden. Es lässt sich mit Sicherheit eine gesündere Alternative finden, durch die du weiter abnimmst.

Manche Kilos sind hartnäckig, je näher du der Endstation bist, desto stärker geht es bergauf, desto schwerer wird das Abnehmen. Das ist nicht schön zu hören, die sanfte Tour bekommst du in Frauenzeitschriften.

Nochmal, damit du dich nicht verrückt machst! Wenn du bereits abgenommen hast, ist dein Weg richtig. Du muss jetzt nur auf den letzten Metern die Zähne zusammenbeißen.

Der Stillstand herrscht vor, weil du durch das gesunkene Gewicht einfach weniger Energie durch Nahrung benötigst und beim Sport auch weniger Energie durch Bewegung aufwendest. Macht Sinn, oder? Du bist ja fast eine halbe Portion von deinem Ursprungs-Ich.

Die Regeln von heimlichschlank müssen jetzt auf deinen *aktuellen, neueren* Körper angewendet werden.

Du kannst abnehmen! Du hast es bewiesen, dein Körper hat schon etliche Kilo verloren, das heißt einfach, deine sinnbildliche Langstrecke findet ab sofort auf einem anderen Untergrund statt, dem du dich anpassen musst. Dein Kalorienbedarf ist niedriger, deine Ernährung sollte noch weiter umgestellt werden und die Bewegung kann auch hochgefahren werden, weil du weniger Last zu tragen hast. Da du ja bereits Erfolg hattest, sollte das mit der Motivation auch kein Problem sein, du siehst ja, dass sich die Mühen lohnen. Bei der Diät ist es leider so, dass gestern der einfachste Tag von allen war, aber es auf *heute* ankommt.

4.8 Gute Vorsätze aufgegeben? oder Neustart

Man sagt, dass es nicht darauf ankommt, was man zwischen Weihnachten und Neujahr isst, sondern zwischen Neujahr und Weihnachten. Für alle, die im letzten Jahresendspurt wieder hemmungslos waren, ist er der klassische Beginn ins neue Jahr... der gute Vorsatz *„ICHWERDEDÜNN!"* Dieses Jahr wird alles besser, dieses Jahr aberwirklichtotalundinecht. Um 5 vor 12 war der Vorsatz schnell gemacht, nach drei Gläschen Schnaps und vier Flöten Sekt posaunt man sein Zielgewicht durch das Wohnzimmer und setzt sich eine Deadline. Solange geht es dem Übergewicht an den Kragen. Die Gäste kennen den Plan schon vom Vorjahr, applaudieren trotzdem, damit du schnell wieder die Klappe hältst. Das Dickerle und seine Schnapsideen eben.

Wir sind im neuen Jahr, es wird langsam alt und bist schon gescheitert? Dein Vorsatz war gut, die Umsetzung schlecht. Jedes Jahr der gleiche Mist, immer findest du nach ein paar Wochen Ausreden und Gründe aufzugeben. Dein Mund wird bei Junkfood zum Müllschlucker. Portionskontrolle ist etwas für Spießer. Du bist erst zufrieden, wenn dein Essen mit Käse überbacken ist.

Wie lange hast du dieses Jahr durchgehalten? Warst du im Januar fleißig? Brav. Hast du im Februar gekämpft? Artig. Und im März kam der Schlendrian, oder? Zurückspulen! Streng mal die Birne an. Die guten Vorsätze hast du aus einem triftigen Grund gemacht. Gute Vorsätze macht man, weil man etwas an sich verbessern will. Du warst nicht zufrieden und bist es immer noch nicht.

Die Vorsätze sind eingeschlafen wie Füße im Flugzeug. Außer mir kräht kein Hahn mehr nach ihnen. Dein Kollege raucht noch, deine Schwängerin kaut noch ihre Fingernägel ab.

Alle Hoffnung ruht auf dir, jetzt ist der Augenblick vom Neustart. Der Wunsch nach einem schnittigen Körper lebt noch! Du fällst aus der Reihe wie ein Besoffener beim Gleichgewichtstest.

Ich verlange, dass du weiter machst. Dein Zielgewicht wirst du erreichen. Deine Wampe wird weichen! Wir gehen zurück auf Anfang, fast wie bei Monopoly, ziehen über Los! LOS GEHT'S!

Jetzt wird jede neue Woche wie der Jahresanfang begonnen. So schnell ist dein Wille nämlich nicht zu bändigen. Aufschieben und Aufgeben fällt dir schlicht und einfach zu leicht, daher sollst du dazu gar nicht die Chance haben. Nächste Woche steht kein Weltuntergang im Kalender. Wir feiern heute Diät-Start... und das nicht am bis in die Unendlichkeit verschiebbare *erst morgen*. Dann vergeht wieder eine Woche, dann ist halbe Jahr um, du bist immer noch fett. Aufgeben ist einfach, weil es überall Sünden und Schund für den Schlund zu kaufen gibt. Heul nicht rum.

Unterstützung fehlt uns allen. Dir, weil dein Partner auch faul ist und lieber auf der Couch Chips krümelt, als dich zum Joggen zu überreden. Alles einfach, außer abnehmen. Essen schmeckt auch gut, wenn man schon dick ist. Bla bla bla. Alles nette Ausflüchte, die man so durch die Zähne pfeifen könnte. Dieses Jahr sollte alles besser werden. Das wird es auch, es ist noch nicht zu spät.

Gehen wir die Sache klein an. Jeden Sonntag schreibst du dir deinen guten Vorsatz auf und planst eine Lösung für die nächsten 7 Tage. Ein Zettel, auf dem ganz oben steht: *Ich werde dünner und so stell ich das an!*

Das heißt, dass du dir Zeit für deine Bewegung nimmst und das ganze Fettessen kann dir auch gestohlen bleiben, lieber mal ne gesunde Alternative.

Viel trinken und den Rest der Regeln. 7 Tage sowohl gut essen als auch bewegen, kann jeder Idiot. Da du beim Einhalten der Vorsätze keine Übung hast, darfst du dich an jedem verdammten Sonntag darüber freuen, dass du deinen guten Vorsatz eingehalten hast.

Wenn du noch dick bist, wird der gleiche Vorsatz für die nächsten 7 Tage gefasst. *Ich werde dünner und so stell ich das an!* als Überschrift, darunter die Lösung mit den Zeitblöcken für Bewegung und einen groben Esssensplan. 7 Tage sowohl gut essen als auch bewegen, kann jeder Idiot. So feiern wir zu jedem Wochenstart Neujahr und du wirst jede Woche ein erfolgreicher, dünnerer Mensch.

Hol das Konfetti raus, lass die Tröten tröten. Heute beginnt bei dir das neue Jahr!

4.9 Am Ball bleiben oder willst du so weiter machen

Zuspruch und Nettigkeiten sind nicht meine Stärke. Du bist noch ein kleiner Moppel? Hier kannst du dir einen Anpfiff abholen.

Dass du jetzt in dieser Misere bist, hast du dir selbst zu verdanken. Du hast es in der letzten Zeit ganz einfach mit dem Schlemmen übertrieben. Da hast du dir ein fettes Süppchen mit Sahne eingebrockt, das du auslöffeln musst. Du bist zu dick.

Und warum ist das so? Du bist nicht 10, 15 oder gar 20 Kilo übergewichtig, weil du nie gesündigt hast. Die Erklärung ist einfach: Du isst zu viel und bewegst dich zu wenig. Du bist gierig und faul. Da kannst du dich gerne gekränkt fühlen. Was dich wirklich krank macht, ist dein Fett.

Jeder Keks und jeder Schokoriegel stapelt sich auf deiner Körpermasse und lässt deinen Umfang wachsen. Nach oben wird es da keine Grenzen geben.

Wenn du etwas ändern willst, musst du dich verändern. Du musst also aus diesem Trott rauskommen. Du würdest lieber Süßigkeiten essen und die Füße hochlegen, klar. Das ist auch einfach. Aber das ist derzeit einfach nicht drin. Schau dich doch mal an. Es muss etwas getan werden. Bist du an dem Punkt, dass du dich als Teenie geschämt hättest, würde ihm jemand dein aktuelles Bild zeigen? Schon, oder? Wie würde dein Teenie-Ich reagieren, wenn es vor der ganzen Klasse stehen müsste und du würdest reinkommen?

Was würdest du tun, wenn du in deinem Badeanzug vor den Kollegen stehen müsstest? Roter Kopf oder Heulkrampf? Kündigungsgrund Scham? Wie süß kann Schokolade schmecken? Süß genug, um den bitteren Geschmack zu übertünchen, den du beim Abtrocknen vor dem Badspiegel hast? Wäre es nicht einfacher, etwas anderes zu essen? Wie anstrengend kann Bewegung sein? Die Muskeln werden maximal etwas brennen, die Füße höchstens weh tun. Besser als der Herzschmerz, weil dich niemand will, weil du unglücklich bist und auch so aussiehst.

Niemand deiner Familie will dir beim Abnehmen helfen? Buh-huh, dann gehst du diesen Weg eben ganz allein! Das haben schon ganz andere Lappen geschafft, damit solltet du keine Probleme haben.

Du bist dick, willst es nicht bleiben, läufst aber Gefahr noch fetter zu werden. Wenn du nicht sofort wieder anfängst, bist du bald 21 Kilo übergewichtig und dann kratzt du schon an 22 Kilo zu viel und die Spirale dreht sich immer weiter nach oben. Irgendwann ist es nicht mehr traurig oder schockierend, wie sehr du zunimmst, dann bist du eben Vollblut-Dicker. Dann kennt man dich nur so.

Übergewicht ist dann normal. Danach wird es nur noch spannend, wie hoch diese Zahl noch klettern kann.

Schaffst du es sogar eine Personenwaage kaputt zu machen, wenn du dich mal wiegen willst? Das wird bestimmt voll das Abenteuer und irre lustig, wenn du eine Personenwaage für jeden Fuß brauchst. Vielleicht mal einen Bürostuhl in die Knie zwingen?

Jetzt kann der Augenblick sein, in dem du deine Entscheidung triffst.

Willst du deine Kleidung in Spezialgeschäften einkaufen? Soll sich dein Kind für dich schämen, weil du dir beim Hüpfen das Fußgelenk brichst? Dann hast du bald einen echten Brocken vor dir, wenn dein Arzt dir sagt, dass du die 30 Kilo Übergewicht abspecken musst, weil dein geschundener Körper sonst schlapp macht.

Also... Willst du so weiter machen, kontinuierlich zunehmen, oder ist diese Diät doch nicht so schlimm, wie du eben noch dachtest? Komm schon.

Außen und nervt nicht

4.10 Diätfreundlicher Haushalt oder Fitnessstudio daheim

Ein Sexsüchtiger sollte im Rotlichtviertel keine Bleibe suchen. Ein Junkie sollte nicht im Bahnhof hausen und Fetties nicht die Schokoladenfabrik zur Wohnung erklären...

So solltest du auch deinen Wohnraum anpassen, damit dir die eigenen vier Wände nicht die Diätsuppe versalzen. Du musst dir das Leben nicht noch schwerer machen, als es schon ist. Masochismus hin oder her... mit oder ohne Domina als Mitbewohnerin.

Würdest du deinem fetten Hamster eines Jahresvorrat Nüsse in den

Käfig hängen und sein Hamsterrad mit einer Lakritzschnecke tauschen, obwohl er kurz davor ist, von seinem Doppelkinn stranguliert zu werden? Nein. Du bist ja kein Tierquäler. Dir machst du das Leben aber gerne schwer, oder wie?

Gestalte deine Wohnung so um, dass sie dir bei der Diät hilft!

Wieso Leute, die abnehmen wollen, überhaupt Schokolade kaufen, ist mir ein Rätsel. Jede Woche nur ein Rippchen oder noch besser: Jeden Tag nur ein Stück zu knabbern, ist zwar ein edler Vorsatz, die Umsetzung aber... klappt doch nie. Statt dem Stück zur Belohnung könnte man sich dieses Portiönchen auch ganz verkneifen. Wenn man ehrlich ist, schaufelt man die Tafel doch eh in ein bis zwei Sitzungen runter. Da war es nun eine stressige Nachricht, nach der man ein wenig Glückshormone braucht, aus denen Schokolade in solchen Momenten bekanntlich besteht. Vielleicht auch, dass man endlich mal wieder die Fenster geputzt hat, und sich das kleine Täfelchen doch redlich verdient hat.

Der offensichtliche Tipp, um seine Wohnung abnehmsicher zu gestalten: den Unfug erst gar nicht zu kaufen. Süßigkeiten, Fertigsoßen, Tiefkühlgerichte sind nicht lebensnotwendig. Schokoladige Geschenke können weiter geschenkt werden. Und wenn es mal schnell gehen muss, findet man eine Alternative, dann treibt der Hunger es hinein. Sogar gesunde Sachen.

Deine Wohnung soll nicht das Schlaraffenland sein, in der die eine Ecke vollgestopft mit Schokoriegeln und Pralinen ist, die andere Chips und Nachos ausspuckt, wenn man an der magischen Schranktür zieht. Die Tiefkühltruhe braucht nicht jedes erdenkliche Fertiggericht auf Lager zu haben. *Führe mich nicht in Versuchung* wusste schon die Bibel.

Wer absolut nicht auf Vorräte verzichten kann oder will oder darf (möglicherweise bedingt durch Kinder oder Partner, die anderen sind immer schuld), sollte zumindest alles Essbare in die Küche verfrachten. Keine Schublade mit Süßigkeiten, wie meine Oma sie im Wohnzimmer pflegte. Auch kein Schränkchen, gefüllt mit Leckereien, wie meine andere Omas es im Esszimmer unterhalten hat. Alles, was auf dein Kalorienkonto geht, kommt in die Küche. Es gibt keine Snacks mehr, die schwarz arbeiten, aber dein Kalorienkonto belasten. Alles, was

Nahrung ist, muss ins Budget passen.

Durch die Zentrallagerung deiner Lebensmittel wird ganz einfach weniger genascht. In die Küche gehen, Essen holen ist etwas anderes, als wenn du die Leckereien in deinem Nachttischschränkchen zur Hand hast, den Arm nicht mal strecken musst.. Bäm! 300 Kalorien.

Besuch ist erwünscht, Freunde und Famile gern gesehen. Die müssen nicht von dir gemästet werden. Der Naschteller mit Keksen, Schokobonbons oder Pralinen muss beseitigt werden. Versuchung trifft Alltäglichkeit. Die Stolperfalle, dass man die leckeren Sünden ständig unter der Nase liegen hat, überspringen wir in Jump-n-Run-Manier wie Crash Bandicoot. So ein Präsentierteller sieht zwar ganz nett aus, aber das tun auch Dekosteinchen und Blumen. Wie wäre es mit einer Zimmerpflanze an dessen Stelle? Das sieht doch besser aus, als so ein Teller mit ungesundem Kram. Da wird man dünner und nebenbei zum Naturburschen oder Landmädel.

Wenn die Fettbomben entschärft sind, können wir die Bewegung noch ein wenig nach oben fahren, wie auf einem Trimm-Dich-Pfad verschiedene Workout-Stationen anlegen.

An den Badspiegel ein kleines Post-It mit der Erinnerung: während dem Zähneputzen Gymnastik machen.

Ich hebe beispielsweise den Fußballen bzw. -spitze an und verlagere das Gewicht von vorne nach hinten. 100 Stück bringen nochmal einen netten Schmerz. Vor den Herd kannst du einen Stepper stellen, da wird das Abendessen zur Cardioeinheit. Vorsicht beim Schneiden! Messer sind scharf! Die Yogamatte kommt auf deinen Stammplatz, bevor du dich setzen darfst und die Serien losgehen, wird noch eine Sit-Up-Session eingelegt. Reinhängen vorm Reinziehen.

Auch kleine Gadgets für die Motivation machen Spaß und bringen dir ein paar Prozentpunkte Durrchhaltevermögen. Wie wäre es mit einem Aufkleber auf dem Kühlschrank, der dich als Fettsack beschimpft? Ein Klassiker. Da klopf ich mir ja jetzt schon auf die Schenkel, wenn ich mir dich vor dem Kühlschrank vorstelle. Oder du drapierst zu enge Klamotten auf deiner Couch, damit du den Hintern, der immer noch zu breit ist, nicht ständig zwischen die Kissen, denen ein Knackarsch viel besser Gesellschaft leisten würde, klemmst. An den Wänden machen sich alte Fotos von schlankeren Tagen gut. Auf den Schlafzimmerschrank klebst du Notizzettel, die dich vor einem neuen Tag, einer neuen Runde im Diätkampf aufmuntern. *Ein Tag keine Sünden, ein Tag schneller dünn sein! Heute kille ich Problemzonen. Fett weg, hex, hex!* Da kannst du kreativ werden.

Wenn du es schaffst zuhause abzunehmen, wo dich niemand beobachtet und du unkontrolliert schnabulieren könntest, hast du die halbe Miete drin. Dann hast du nämlich das Prinzip verinnerlicht und musst es nur noch in den Stunden draußen, in dieser kalten, kalten Welt anwenden.

4.11 Krabben im Eimer oder Miesepeter

Was Krabben im Eimer sind? Stell dir einen Eimer voller Krabben vor. Die Racker zwicken und zwacken sich nicht nur gegenseitig, wenn es ein strahlender Krabbenheld hoch an den Rand von besagtem Eimer schafft, passiert folgendes:

Die anderen Krabben ziehen unseren Helden wieder nach unten. So hinterlistig, so gemein, so eigensinnig! Dabei wollte er den anderen Krabben die Schere reichen, wenn er endlich in Freiheit ist, und auch sie aus dem Eimer befreien. Das Resultat: Niemand schafft es aus dem Eimer, alle teilen und erleiden das gleiche Schicksal. Wer dieses Verhalten nun auf Menschen umlegt, ist in wenigen Schritten beim Thema Abnehmen angekommen.

Die Krabben im Eimer legen Steine in den Weg der Gewichtsreduzierung. Sie wollen dich immer wieder runter ziehen und hoffen, dass du in alte Muster verfällst. Wenn einer fett ist, sollen alle zumindest dick bleiben.

Krabben im Eimer wollen dich mehr oder weniger offensichtlich und mehr oder weniger bewusst daran hindern, dein Ziel zu erreichen. Eine Lebensumstellung alleine durchzuziehen, kann schon schwer genug sein. Man ist zwar im Endeffekt immer auf sich selbst gestellt, und nur für die eigene Person verantwortlich, hört aber doch gerne Zuspruch. Gegen Unterstützung ist nie etwas einzuwenden.

Problematisch wird es beim Abnehmen, wenn man einen Partner oder Familie hat, die nicht mitziehen wollen, sich weigern deinen Plan zu akzeptieren, ihn sogar sabotieren. Wenn du jemanden hast, der bei deiner Umstellung nicht helfen möchte, aber dennoch ein wichtiger Bestandteil deines Lebens ist, kann man ins Grübeln kommen. Die Zweifel nagen. Ein dauerhafter Erfolg scheint unmöglich.

Mittel zur Sabotage gibt es viele. Es können dumme Sprüche und Kommentare über dein Aussehen oder dein Durchhaltevermögen sein. Mitbringen von ungewolltem Essen bei jeder Gelegenheit, ständiges Anbieten von Kalorienbomben samt schlechtem Gewissen, solltest du es wagen abzulehnen. Du wirst gehänselt, wenn du statt dem alten Schrott eine gesunde Alternative essen möchtest.

Die meisten von uns werden die ein oder andere Krabbe im Eimer im ganz nahen Umfeld haben. Hier heißt es als erstes: Ruhe bewahren, das ist ganz normal. Krabben gibt es nicht nur im Norden, auch in Süden, Westen und Osten siedeln sie. Jeder spürt es zwicken, zwacken und ziehen, aber es haben sich schon genug Krabben vor dir befreit.

Es gilt die Situation analysieren und eine Lösung finden.

Muss dieser Krabbe vielleicht nur verständlich gemacht werden, dass es dein Ernst ist? Dann sprich Klartext, egal ob du beispielsweise ein Elternteil ein bisschen kränkst.

Eine sehr unangenehme Krabbenart sind die Partner. Irgendwo steht es ihnen zu, bei deinem Aussehen mitzureden... aber ist deine Sache. Lass dir nicht reinreden, es ist dein Körper. Zeig es dem Miesepeter, der dein „Grünzeug" von oben herab belächelt wie die Prinzessin auf der Schokolinse. Es ist eine Partnerschaft. Wenn du andauernd gestört wirst, stimmt da was nicht. Wie kann dir jemand vorwerfen, deine Lebensqualität zu erhöhen? Du hast einen Partner, der anstatt deinen neuen Eintopf zu versuchen, lieber eine Pizza bestellt? Machen wir uns nichts vor, lügen wir uns nicht an. Schön ist das nicht, es tut weh, aber davon geht die Welt auch nicht unter. Du bist schon groß und brauchst niemanden, der dir zunickt, bevor du etwas isst. Dann kocht eben jeder für sich. Nach den ersten paar exklusiven Mahlzeiten ist auch das Normalität.

Wenn dich dein Partner dabei hindern möchte, dass du abnimmst, ist

Krach vorprogrammiert.

Auch hier muss ein offenes Gespräch her. Verständlich, dass weder Ehemann noch Ehefrau möchte, dass der Partner zum schönen Schwan wird, während er selbst ein hässliches Entlein bleibt. Denkbar, dass du dir dann auch einen sexy Schwan suchst. Nach wenigen Wochen ist bei dir Erfolg sichtbar, dann werden ganz andere, neidische Töne angestimmt. Es bietet sich daher an, von vornherein gemeinsam abzunehmen und dies bei gemeinsamen Unternehmungen zu tun. Die meisten Paare ähneln sich, wenn er dick ist, wird auch sie übergewichtig sein.

Freunde sind ein anderes Thema. Hier spielt die Angst, gemeinsame Hobbys und Beschäftigungen zu verlieren, eine große Rolle. Eine gute Möglichkeit deinem Frust Ausdruck zu verleihen, ist die einfache Frage: Warum bist du zurzeit so negativ und unterstützt mich nicht? Wenn man dieser indirekten Kritik eine kurze Funkstille folgen lässt, hat man seinen Punkt rübergebracht.

Manche Leute wollen einfach nicht lernen. Da du gerade mit dir selbst beschäftigt bist, eine Aufgabe vor dir hast, ist es auch in Ordnung, den Krabben im Eimer aus dem Weg zu gehen. Die ganz schlimmen Krabben, die dir dein Leben nur noch schwer machen, kannst du getrost aus deinem Alltag verbannen. Da ist die Diät ein guter Anlass, so wird man auf doppelte Weise unnötigen Ballast los. Da brauchst du kein schlechtes Gewissen haben. Es reicht, wenn man solche Leute nur an ausgewählten Terminen und Feierlichkeiten trifft, dann sind sie auch auszuhalten.

Jeder Mensch entwickelt sich ständig weiter und verändert sich, das ist nicht weiter schlimm. Dinge und Situationen somit auch. Es hat einen Grund, warum Mode und Unterhaltung vergangener Jahrzehnte so angestaubt wirken.

Für dich ist diese Veränderung auf jeden Fall positiv, da ein gesundes Gewicht besser ist. Lass es deine strahlende Haut und dein schlankes Gesicht die Argumente sein.

Denk im Zweifelsfall nur an dich und geh den Krabben aus dem Weg, wenn du es endlich aus diesem gottverdammten Eimer schaffen willst.

Bleib deinem Weg treu. Menschen sind Herdentiere, bei denen jemand vorangehen, den Weg ausspähen muss. Ich bin immer wieder erstaunt, wie oft um wiedereingestellte Artikel bei Internetauktionen um die Wette geboten wird, obwohl sie schon mehrfach erfolglos beendet wurden. Den „Was die hat, will ich auch!"-Effekt wirst du auch bald bemerken. Wenn du abnimmst und am Eimer emporkletterst. Dann wirst du nach deinen Tipps und deinem Plan gefragt. Sei die erste Krabbe, die entkommt und den anderen aus dem Eimer hilft.

4.12 Dumme Sprüche der Kollegen oder Nerv lass nach!

Der Arbeitsplatz kann schnell zum Schlachtfeld werden. Da hockt man einer Handvoll Menschen gegenüber, die man nicht so richtig mag, aber mit ihnen auskommen muss. Es soll immer der gleiche Trott sein, niemand darf aus der Reihe tanzen. Neue Bilder an der Wand, werden heruntergemacht, wenn die Person, die sie aufgehängt hat, aus dem Raum ist. Über neue Frisuren und Outfits wird gelästert, es muss alles grau in grau bleiben.

Wer es wagt, sein Leben zu verbessern, wird mit Biowaffen, also Snacks, Kuchen und Süßigkeiten, und psychologischer Kriegsführung, also Komplimenten, die eigentlich richtig weh tun und beleidigend sind, angegriffen. Das Großraumbüro wird für Leute, die abnehmen wollen, schnell zum Kriegsschauplatz.

Kollegen mögen es gar nicht, wenn man schlank wird, wenn die Haut trotz stundenlangem Computer-Bildschirm-Glotzen statt teigig geschmeidig ist.

Gehässige Kollegen, die es *„ja nur gut meinen"*, stellen einem den Schreibtisch mit Cupcakes und Muffins voll. Das soll natüüürlich keine gemeine Versuchung sein, sondern moralische Unterstützung, weil *„du schon so tapfer abgenommen hast."*

Dass da weder Besorgnis vor Unterernährung noch wirkliche Freundschaft hinter stecken, ist offensichtlich. Die Arbeitskollegen möchten einfach nicht, dass jemand etwas aus sich macht, weil sie sich dann schlecht fühlen. Wenn einer im Büro klasse aussieht, sieht die übrige Belegschaft im Umkehrschluss noch schlechter aus.

Dumme Sprüche der Mitarbeiter, wenn man abnehmen möchte gibt es viele, du wirst genügend hören, also bereite dich vor. Wie immer: ich kann dir nur gut zu sprechen... dieses Problem haben wir alle. Da kommen dann Brüller wie...

„Warum isst du Obst und Gemüse?" Während er den dritten Miniatur-Schokoriegel lutscht und Erdnuss-Schokoladen-Stücke seine Tastatur wieder verkleben... vieeelleicht weil sie gesund, lecker und kalorienarm sind.

„Unfair, du hast gute Gene! Ich nehme nicht ab, obwohl ich ständig Obst esse!" Ihre Version von Obst essen: Sie trinkt täglich einen halben Liter Smoothies und selbst gepressten Orangensaft.

„Echte Frauen haben Kurven, Männer wollen was zum Anfassen!" Übersetzung: Wer nicht so viel Brustfett, wie ich hat, ist keine Frau und sollte jetzt endlich mal Komplexe kriegen..

„Ich ernähre mich so gesund." Er isst einmal wöchentlich in der Mittagspause *Salat*, bei dem das einzelne, alleingelassene Salatblatt wie Noahs Arche in einem See von Sahnesoße segelt.

„Dich kriegt der Jojo-Effekt auch noch." Das sagt die dicke Kollegin, die jeden Monat mit einer neuen Wunderdiät anfängt. Danke für nichts. Ähhh, ich meine die Unterstützung und den wertvollen Tipp.

„Du bist doch eh nur ein Strich in der Landschaft, du Spargeltarzan." Seit wann ist das ein Kompliment für schlanke Männer und Frauen? Wieder eine der versteckten Beleidigungen von einer Speckschwartenjane, auf die man nichts erwidern kann.

„Bei der Konsistenz von Brokkoli wird mir schlecht, da bekomm ich Kotzreiz, das erinnert mich an..." Dieser Spruch kommt genau in dem Moment, wenn man seinen Brokkoli-Snack auspackt. Das Gemüse kann wechseln, die unappetitlichen Beschreibungen bleiben.

„Alles, was gesund ist, schmeckt nicht gut. Komm, nimm ne Handvoll Gummitierchen, das ist gut für die Seele." Das ist leider nur 15 Sekunden gut für die Seele, danach muss man wieder die Wampe unter die Schreibtischplatte klemmen, damit man die Tastatur erreicht.

„Ich hätte ja nie Zeit, um jeden Tag was Selbstgekochtes mitzubringen. Da käm ich gar nicht zu. Du hast es so gut." Das kommt von der Frau gegenüber, die am Wochenende immer relaxt. Wir haben die gleichen Arbeitszeiten, meine Liebe. Du hast keine Kinder und bist überaus langweilig.

„Du solltest mit uns Pizza bestellen, das ist gut fürs Betriebsklima. Man weiß ja gar nichts von dir." Du sprichst mich nie mit meinem Vornamen an. Und wir sagen uns im Gang nicht *Hallo*. Du willst nur nicht, dass ich weniger fett bin als du. Unser Klima ist Eiszeit.

„Ist zuhause alles in Ordnung? Dein Gesicht ist so eingefallen." Das nennt man Wangenknochen, mir geht es gut. Danke für das negative Kompliment.

4.13 Abnehmtipps von Dicken oder Zwischenfunk

Beim Essen und Abnehmen sind alle Experten. Verständlich, ernähren müssen wir uns schließlich täglich und jeder der unerwünschten Fachleute hat früher mal weniger gewogen. Manchmal muss man dazu weeeit zurück in die Kindheit reisen. Als Profi drückt man bei solchen Details ein Auge zu und schaut mit dem anderen schräg. Auf Erfahrungswerte kann jeder zurückgreifen, also weiß es jeder besser und redet dir rein.

Wer abnehmen möchte, kann sich vor Ratschlägen kaum retten. Es kommen die besten Tipps, wenn ein Dickerle herausfindet, dass man gerade auf Diät ist.

Der erste Kommentar, insofern die Person noch dicker als man selbst ist, lautet immer *„aber du brauchst doch nicht abzunehmen."* Dieser blöde Spruch muss irgendwo gesetzlich verankert sein. Vielleicht gibt es auch eine fürstliche Entlohnung, wenn man die Zeile runter betet. Ich bin mir nicht sicher. Fest steht, dass sich eine Person, die abnehmen will, zu dick fühlt. Meistens, weil sie es ist. Also braucht sie doch abnehmen.

Beliebte Variationen sind *„du siehst doch gut aus"* und *„aber nicht zu dünn werden."* Nun darf man sich verteidigen. Muss erklären, wo man seine Problemzonen versteckt hat. Das macht Spaß. Fettpolster zeigen, Baby! Ran an den Speck: Ab und an wird von den Experten auch mal beherzt in den Bauch gegriffen.

Hat man sich zufriedenstellend gerechtfertigt, geht die Tortour weiter. Anschließend kommen die Expertentipps. Durch die ganzen Umschauen, Frauen-Blätter, kostenlosen Zeitung und natürlich das Internet hat jede dicke Person einige Weisheiten auf Lager: *nach 8 nichts essen, weniger als 500 Kalorien pro Tag, keine Kohlenhydrate, eine Saft-Entgiftung, 1-Tag-allyoucanteat - 1-Tag-nullkommanix.*

Der Fettlogik sind keine Grenzen gesetzt.

Wer das kennt, wer es nicht mehr hören kann... easy, mir geht es auch so.

Pauschal gesagt sind Abnehmtipps von Dicken immer schlecht, nahezu unbrauchbar. Durch ihr gefährliches Halbwissen, ist es offensichtlich, dass sie schon versucht haben abzunehmen. Die Chancen stehen dann noch gut, dass sie es mit der Methode versucht haben, die sie einem schmackhaft machen wollen. Wer jetzt 1 mit 2 zusammenzählt, folgert: Aufgrund der bestehenden Körperfülle sind sie kläglich gescheitert. Dieser Rat ist also Humbug. Wenn dir jemand, der dicker als du ist, erklärt, wie man erfolgreich abnimmt, kannst du auf Durchzug schalten, deine Haltestelle kommt noch nicht.

Wer versucht hat, abzunehmen, aber gescheitert ist, kann keine guten Tipps haben. Niemand mag dich so gern, dass er dir den absoluten Geheimtipp, wie man schlank wird, verrät. Und dann selbst kiloweise Übergewicht durch die Gegend schleifen... ja, nee iss klar.

So selbstlos ist niemand. Wer weiß, wie man erfolgreich abnimmt, ist dünn. Mit sinkender Leibesfülle wird es zudem immer kniffliger weitere Pfunde zu verlieren. Ein Blob, der irgendwann mal 50 Kilo abgenommen und 49 im Laufe der Zeit wieder draufgefuttert hat, hat auch keine guten Tipps. Mit dem Gewicht Jojo zu spielen, kannst du durch Meiden der Fettlogik auch ersparen.

Es ist doch das gleiche Prinzip wie Stylingtipps von Leuten, die hässlich und ungepflegt sind... lass mal gut sein. Was kommt als nächstes? Marathon-Pläne von Sofa-Kartoffeln? Mal-Vorlagen von Blinden? Sing-

Anweisungen von Taubstummen? Lass dir beim Abnehmen nicht reinreden. Und falls du dir reinreden lässt, dann nur von Leuten, die nicht dick sind, aber es mal waren. Die wissen zumindest wie man abnimmt.

4.14 Der Sommer kommt oder endlich bikinitauglich

Man muss keiner der Herren von Winterfeld sein, um zu wissen, dass sich die Jahreszeiten nicht aufhalten lassen. Du willst dieses Jahr beim Schaulaufen im Schwimmbad keine Bauchlandung machen? Dann musst du noch etwas tun. Dank des Körperfetts im Wasser immer oben schwimmen wie eine Rettungsboje ist schön und gut. Gut im Sinne von: die Leute können sich bei einer unerwarteten Strömung an dich klammern. Schön im Sinne: Schön war es dick zu werden, hat echt gut geschmeckt, aber jetzt reicht es.

Lass dich von den anderen inspirieren. Schau dir nur die Bratzen mit ihrer Homer-Simpson-Schminkflinte-Schminke und oder die Checker mit ihren So-viel-Gel-Mordwaffen-Frisuren an. Diese Kohlköpfe schaffen es, eine ansehnliche Figur zu haben. Das sollte dann also für dich auch kein Problem sein. Was unterscheidet dich von denen? Die Einstellung.

Während sie treten oder pumpen streckst du deine faulen Füßen gen Himmel und guckst in die Luft.

Willst du dich auch an heißen Tagen mit deiner urbanen Tarnkleidung vermummen? Schwarze Tops und High-Waist-Röcke, die den traurigen Kugelbauch verdecken sollen? T-Shirts, die alle 3 Schritte an deiner Wampe zurecht gezogen werden müssen, damit sie nicht unter einer Rolle festklemmen?

Nein. Es heißt also weiter klotzen, weiter machen. Du willst noch nicht aufgeben. TK-Pizza und Alkohol haben dich höchstens kurz schwach gemacht, aber nicht verweichlicht. Deine Erfolgsgeschichte soll jetzt schon enden? Bevor es interessant wurde, als wärst du Eddard Stark?

Nichts da. Dieses mal wird es kein Sommer im Schatten. Bauchfrei, Baby! Brust raus, Bruder!

Du hast deinen fetten Arsch durch deine jahrelange Futterei gezüchtet. In 17 Tagen ist er nicht wahrscheinlich nicht komplett verschwunden, das sollte dich nicht wundern. Du musst einfach nur beharrlich deinen Weg gehen. Heutzutage hat niemand Zeit für billige Ausreden, am wenigsten du! Lass krachen!

Keine Softdrinks mehr, dafür kannst du dir dann im Sommer ein Eis genehmigen, das viel besser schmeckt, als dieses Gesöff, weil du es dir erarbeitet hast.

Gleiche Kalorien, ganz andere Bedeutung. Keine Portion Pommes, bis du sie dir durch viel Bewegung im Schwimmbad zusammen gespart hast. Dort schmecken sie am besten. Kein Fertigessen, bevor dein Körper nicht fertig ist, damit du mit erhobener Nase den Beckenrand zu deinem Catwalk machst. Jetzt rausgehen und mindestens 60 Minuten schwitzen, damit du im Sommer nicht schon beim Gedanken ans Rausgehen Angstschweiß schwitzen musst. Abends eine gesunde Alternative, die dich strahlen lässt wie die Julisonne.

4.15 Hast du es geschafft oder nur aufgegeben

Bin ich wirklich noch dick oder habe ich ein gestörtes Bild von mir selbst? Eine Frage, die sich jeder auf der Mission Wunschgewicht stellt. Gründe, an denen du erkennst, dass du den Kampf gegen die Pfunde weiterfechten musst, gibt es reichlich.

Dein Bauch hat Ausmaße eines Hula-Hoop-Reifen, der würde aber festklemmen, wenn du dich tatsächlich mal bewegst. Bist du der Mann über Bord, verschwendet niemand einen Rettungsring an dir, Fett schwimmt bekanntlich. Dein Doppelkinn kitzelt deine Ohren, wenn du liegst. Wie eine Schildkröte in ihrem Panzer, könntest du in deinem Brustfett abtauchen.

Du brauchst beim Duschen eine Hebevorrichtung, um unter jede Rolle und Schwarte zu kommen. An deiner Badezimmertür hängt kein *BESETZT*, sondern *ACHTUNG Kranarbeiten*.

Gehen sieht bei dir unnatürlich aus. Du hast einen Körperbau, der ohne fahrbaren Untersatz komisch aussieht. Das Flächenverhältnis von

Beinen zu Bauch ist bei dir genauso wie bei einem Tisch und seinen Tischbeinen. Bei dir ist Frittieröl ein Durstlöscher.

Du kaufst deine Kleidung in Spezialgeschäften, kannst aber nicht mal einen Fetisch vorzeigen, für den man sich in der Öffentlichkeit schämen muss. Deine Kleidung kaschiert nicht nur die Problemzonen, du hast auch Kleidung, die die Kleidung kaschiert, die die Problemzonen kaschiert.

Du brauchst keinen Gürtel, du kannst deine Hose einfach unter den Bauch klemmen. Von der Seite hat dein Kinn die Form eines Geodreiecks. Du brauchst kein Botox im Alter, weil dir bereits eine Lebensration Fett eingespritzt wurde. Wer dich zu fest in die Backen kneift, kann ein Brot schmieren. Du wirst gefragt, wieso du noch nicht im Entbindungszimmer liegst. Dein Bauch ist so rund, du könnest morgen gebären und der Ocotomom Konkurrenz machen.

Bei Ausflügen siehst du Sitzbänke als erstes. Du stöhnst am lautesten, wenn die Tour weitergeht. Für dich ist es schlechter Service, wenn du deine Pizza nicht bis zum Schreibtisch geliefert bekommst. Wer beim Anstieg des Mount Everest scheitert, ist dir gegenüber schwach, schließlich steigst du jeden Tag 30 Treppenstufen.

Angesprochen? Die weiße Fahne wird nicht geschwenkt, es heißt Mund abwischen und ran klotzen...

4.16 Dickenwitze oder Fett komm raus, du bist umzingelt

Wahrheit tut weh, aber manchmal muss sie sein. Sie machen Dickenwitze über dich. Nicht nur hinter deinem großen, breiten Rücken. Auch in dein pralles, volles Mondgesicht... Dicke sehen beim Sport lustig aus, sie sind ein Hingucker, wenn sie zu groß für Stühle sind, sie sorgen für Gesprächsstoff im Restaurant, wenn sie bestellen. „Wen lügt die an... die isst doch zuhause viel mehr. So ne Mini-Bestellung." oder „Kein Wunder, dass der so fett ist, bei der Riesen-Bestellung."Das lässt sich nicht vermeiden, so sind Leute. Wenn du abnehmen willst, kann das eine super Motivation sein: Niemand soll

Dickenwitze reissen, wenn er dich von Weitem sieht, keine Sprüche über gestrandete Wale.

Wenn du keine Lust mehr hast, angegafft zu werden, weil du in der Öffentlichkeit schlemmst, kannst du diese Gemeinheiten, dieses aktuelle, schlechte Gefühl als Antrieb nutzen. Dein Ziel ist, dass niemand mehr Witze über dich macht?!

Eine Möglichkeit, um den Erfolg einer Diät zu messen, ist das eigene Wohlbefinden. Da ein wichtiger Faktor, warum man überhaupt abnehmen möchte, die Außenwirkung ist, sollten wir diese nicht unerwähnt lassen. Auch Scham und die Angst davor wirken motivierend. Was tut man nicht alles, um nicht peinlich zu sein.

Wenn du einen bissigen Freundeskreis oder eine ungefilterte Familie hast, wirst du schon bestimmt den ein oder anderen Witz über deine Figur gehört haben. Gut so. Diese Späße prallen nicht ab wie Gummibälle vom Boden. Obwohl du mitlachst entfalten sie in einsamen Stunden ihre Nachwirkung. Das hast du ja auch schon bemerkt.

Du hast noch etliche Kilos zu viel auf den Rippen, stell dir aber mal deine Welt ohne Fettrollen als Angriffsfläche vor.

Das ist deine Motivation. Das ist dein Ziel, das ist dein Grund, um am Ball zu bleiben.

Ein paar Monate Arbeit und Disziplin später kannst du dich schon über deinen neuen Körper freuen. Es ist so einfach. Diese kleine Technik, die negativen Einflüsse zum Positiven zu nutzen, ist für uns Dicke wie gemacht. Genügend negative Momente gab es in deinem Leben, dass du Nachtisch ablehnen kannst und den Umweg gehst, obwohl die Füße schon weh tun. Erinnern: Erzähl dir den letzten Dickenwitz, den du gehört hast. Wenn du aus diesem Witz etwas Positives gezogen hast, sind auch die Krokodilstränen getrocknet. Denk dir: So nicht, meine Freunde, ich lass mich nicht nochmal als Rollmops bezeichnen. Heute geht es die lange Strecke nach hause.

Diese Technik hat einen schönen Nebeneffekt. Wenn du stolz bist, weil du bei deinem fast-schon-Traumkörper angelangt bist, werden auch andere Bosheiten an dir abprallen. Du bist nämlich Meister im

Gemeinheiten verwerten. Eine Person hat was gegen dich? Perfekt, das ist neuer Antrieb für dich. Schubkraft für deine Ziele. Beim nächsten dummen Spruch musst du dich nicht mehr traurig in dein Schneckenhaus verkriechen.

Dein Selbstbewusstsein wird nach ein paar Monaten Arbeit und Disziplin auf Rekordhöhe sein, du musst keine Dickenwitze mehr fürchten. Schlank kannst du sogar über deine Oma-Brille, die Hochwasserhosen oder den Prinz-Eisenherz-Haarschnitt lachen. Dein Körper bietet ja leider keine Angriffsfläche mehr, da müssen sich die Leute eben etwas aus den Fingern saugen. Es wird sogar einfacher, eigene Gemeinheiten zurückzuschießen. Jetzt kannst du den Frust der vergangenen Jahre ablassen und in deinem bissigen Freundeskreis oder deiner ungefilterten Familie für Angst und Schrecken sorgen... sollen die doch abends traurig sein.

Du und nur du

5. Du bist fett

Du... bist Haut und Knochen im Speckmantel, du hast keinen Dreitage-, sondern einen Dreikinntrage-Bart. Du hast Marshmallow-Mann-Maße, du bist Schweinchen Fett. Du bleibst im Hula-Hoop-Ring stecken, drückst drei Tasten auf einmal, du verdrückst drei Pralinen auf einmal. Du hast ein Maurer-Dekollete auf dem Rücken. Du bist ein Hüftgoldsammler im Hüftgoldrausch. Du bist ein Vorher-Nachher-Bilder-Model für das Vorher-Bild. Du belegst zwei Sitze in Bus und Bahn. Du trägst Kleidergröße XL-mit-ner-Zahle-vorne-dran. Du kaufst Chips im Eimer, du schlürfst die Salatsoße aus der Schüssel. Du brauchst keinen Gürtel, du klemmst deine Hose unter den Bauch. Du kannst dir deinen Bauch auf die Knie legen. Dein Bauch ist ein Ablagebrett. Du bringst Stuhlbeine zum Zittern, dein Spirit-Animal ist ein Nilpferd. Du benutzt Sportgeräte nur, um dich anzulehnen. Wer für dich kocht, rechnet dich als 3 Personen. Dein Arsch ist länger als dein

Rücken. In der Gemüseabteilung ist man besorgt, dass du dich verirrt hast. Als Pokemon wärst du Relaxo. Vor 100 Jahren wärst du eine Attraktion im Zirkus gewesen. Du isst auf, obwohl es dir nicht schmeckt. Du machst die Töpfe leer, wenn du satt bist. Du bist die rundeste Kugel diesseits und jenseits des Äquators.

Du... schaffst das!

Eine Sache von lautsehen...

Impressum
Andreas Schied
Striederstr. 4
76131 Karlsruhe
info@lautsehen.de

www.lautsehen.de

www.ingramcontent.com/pod-product-compliance
Lightning Source LLC
Chambersburg PA
CBHW072201280526
45788CB00002B/829